U0251526

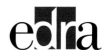

阴道镜检查图谱
简易阴道镜案例详解
Easy Colposcopy Full Immersion

主编：（意）乔瓦尼·米内洛（Giovanni Miniello）

主译：王　玉

北方联合出版传媒（集团）股份有限公司
辽宁科学技术出版社
沈阳

© 2021 辽宁科学技术出版社

著作权合同登记号：第 06-2019-122 号。

图书在版编目（CIP）数据

阴道镜检查图谱：简易阴道镜案例详解 /（意）乔瓦尼·米内洛（Giovanni Miniello）主编；王玉主译 . — 沈阳：辽宁科学技术出版社，2021.6

ISBN 978-7-5591-1866-0

Ⅰ.①阴… Ⅱ.①乔… ②王… Ⅲ.①阴道镜检—图谱 Ⅳ.① R711.730.4-64

中国版本图书馆 CIP 数据核字（2020）第 201387 号

出版发行：辽宁科学技术出版社

（地址：沈阳市和平区十一纬路 25 号 邮编：110003）

印 刷 者：辽宁新华印务有限公司

经 销 者：各地新华书店

幅面尺寸：210mm×285mm

印 张：15.25

插 页：4

字 数：300 千字

出版时间：2021 年 6 月第 1 版

印刷时间：2021 年 6 月第 1 次印刷

责任编辑：凌 敏

封面设计：张金铭

版式设计：袁 舒

责任校对：黄跃成

书号：ISBN 978-7-5591-1866-0

定价：168.00 元

联系电话：024—23284363

邮购热线：024—23284502

E-mail:lingmin19@163.com

http://www.lnkj.com.cn

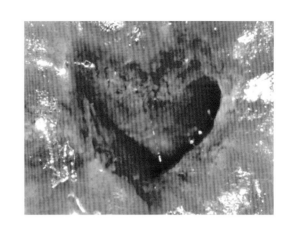

致
Fara, Federica 和 Daria

真正的发现之旅
不在于寻找新的风景，
而是有了新的视角

Marcel Proust

序言 1

为这本优秀的书——《阴道镜检查图谱：简易阴道镜案例详解》写序言真的是一件非常愉快的事情。20多年前，在都柏林开设的题为"子宫颈癌的起源"的课程中，我在Giovanni Miniello教授关于阴道镜培训的讲座中第一次听到了这部作品的早期版本。我记得很清楚，当时的评论说，这是医学界对下生殖系统疾病的病理生理学和微生物学的最佳阐述。他在那次讲座中展示的细胞和组织学变化已经成为下生殖系统疾病的完美表现，这本书同样也是如此优良。医学教育在过去30年里取得了突飞猛进的发展，但在未来的几年里，很难找到更好的阐述著作。这本书为初学者和终生学习下生殖系统疾病的学生以及每一位有志于从事阴道镜工作的医师提供了极好的教育资源。

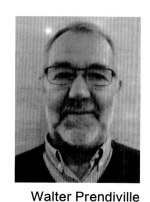

Walter Prendiville

资深访问科学家
国际癌症研究机构筛选小组成员
世界卫生组织工作人员
都柏林，2019 年

序言 2

我非常高兴地为我的朋友即共事30多年的同事Giovanni Miniello教授的书——《阴道镜检查图谱：简易阴道镜案例详解》写序言。这本书对阴道镜和它能检测到的范围广泛的病变提出了新的见解。

传统上认为，阴道镜只在子宫颈癌早期检查中有价值。但后来我们意识到，其在判断激素状态，甚至在对感染的检查中均有巨大作用。

这本书是有助于医者了解各种感染对子宫颈上皮的影响的非常宝贵的参阅资料，包括12种不同感染因子的综合图片，还有大量具有临床和历史价值的临床数据。我认为本书中最值得关注和推荐的是关于"医源性阴道镜下改变"的那一章，因为在其他任何关于这一主题的专著中我都没有见到相关内容。

我真诚地希望医者们从这本书中获得的知识能转化为良好的临床实践。在某个地方，一个生命将得到拯救，这将是一个真正的成果。我们作为医师的最终目标是减轻患者的痛苦，为那些对我们有信心的患者提供更好的生活质量。这本书会帮助我们实现这个目标。

阴道镜这个主题在不断向前发展。我们已有一系列的检查设备用于临床，如应用手持阴道镜和手机上的小程序来记录子宫颈疾病。但这本专著仍然是"经典"的著作，并将成为确定其在临床妇科学中地位的一个"历史性文献"。

自2018年国际妇产科协会（FIGO）《里约宣言》发表以来，我们已经踏上了"消除子宫颈癌"的伟大征程。所有走上这条道路的人都需要这本书作为"长期伴侣"。

真诚地祝福作者本人、他的家人、出版商、热情的读者以及广大从这一医学领域中受益的女性安康。

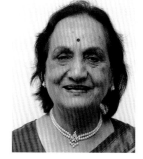

Dr. Usha Saraiya

1984—1986 年 印度细胞学家协会创始人兼主席
2002 年 印度妇产科学联合会主席

V

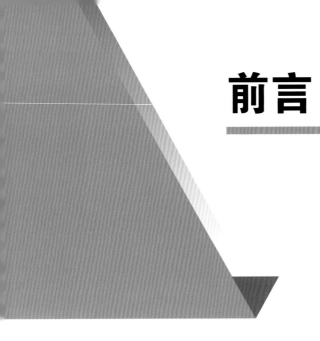

前言

近几十年来图书市场上出现了许多有关阴道镜检查的优秀教科书，有关病史调查、辅助仪器、阴道镜描述、阴道镜术语、阴道镜检查的组织学基础、子宫颈癌的流行病学和危险因素、阴道镜检查流程、阴道镜检查结果的记录、子宫颈活检技术、子宫颈上皮内瘤变（CIN）的治疗方法及预防阴道镜检查误诊的建议、阴道镜检查的优缺点、仪器的去污和消毒等，均有精确详尽的阐述。

在这本专著中，我们决定避开所有这些在其他书籍中已经被详尽阐述的细节，而是提供一个兼具解释性基础的文本，并展示了许多有指导意义的图表，显微照片，以及450张关于子宫颈生理、外阴和肛门周围病变、子宫颈阴道感染、化生变化、增生异常、癌症和罕见的阴道镜检查结果的阴道镜照片。

这本专著包含一套完整的阴道镜照片和一些相关的湿封片显微照片以及详细的注释，为相关研究生、妇科医师、健康专家、病理学家、生物学家以及初级和高级阴道镜医师提供有用、快速且深入的指导。我们希望这本专著将有利于读者实现诊疗目标。

Giovanni Miniello

妇科医师
阴道镜和泌尿妇科显微镜客座教授
联合国阴道镜国际顾问

译者序

"原著"永恒，译文则会与时俱进。接手一部专业性较强的医学著作的翻译，译者既要恪守本分、忠于原著，也需通透圆融，在原作者与读者之间，担当有效和顺畅沟通的"桥梁"，以谦卑、以恭敬，展现自己的尊重与责任。

就我而言，英文临床医学专业毕业的医者，算是职业身份的标签之一，而常年保持的阅读英文文献的习惯，则使我在专业与生活之间寻找到某种平衡。2019年8月，辽宁科学技术出版社的凌敏编辑联系我，希望我能翻译一位意大利医生的关于"阴道镜"的著作。甫一阅读，我就被这本书深深吸引。围绕子宫颈病变这一热点问题的著作可谓汗牛充栋，但Giovanni Miniello教授却能独辟蹊径，《阴道镜检查图谱：简易阴道镜案例详解》一书，结合病理学、生理学、组织学、细胞学及微生物学的基础知识，展示内容不局限于子宫颈的生理及病理改变，还包括了外阴、阴道及肛周的感染性疾病、增生异常和相关癌症等，每张照片都配合了详细的图文解释，适合医学生、初学者、资深阴道镜医生及所有想了解外阴、阴道、子宫颈病变的妇科医生阅读、学习。

借Giovanni Miniello教授之眼界，我有幸深入探寻国际水准的学术秘境和前沿成果。我在翻译时力求做到深入浅出、精准达意，不负读者与原著作者。囿于繁忙的临床工作，翻译的过程格外艰辛，每当准备静心伏案，总会被突然闯入的任务打断。就这样时断时续，从2019年末拖至2020年初，新冠疫情暴发，作为妇产科医生无法支援前线，同时史无前例地从旧历新年过后开始了弹性工作制度，也正是那2个月的弹性工作时间才让我集中精力完成了这本译作的初稿及第一次审校工作。

听到本书付梓在即，我无比喜悦，脑海里也回想起那段"窗外疫情肆虐、窗内忘我工作"的时光。感谢辽宁科学技术出版社及凌敏编辑，感谢家人的陪伴。此时唯愿国泰民安，所有读者从本书中获益。由于本人知识能力有限，因语种和文化差异而来的翻译谬误在所难免，敬请专家提出宝贵的意见，以便在以后修订版中补缺修正。

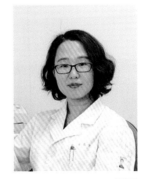

王玉

副教授

中国医科大学附属盛京医院妇产科

目录

第1章 绪论

阴道镜检查是一项关注阴道黏膜表层上皮及下面沿着血管网分布的结缔组织间质的检查项目。

阴道镜检查子宫颈本身敏感性不足，应只作为辅助诊断手段，而不是确定诊断手段。

对于子宫颈涂片结果异常的女性，阴道镜检查不仅是有用的诊断技术，还可以用来圈定病灶位置、尺寸和范围以便进行定位活检和定向治疗，因而作为常规妇科检查的延伸而被广泛使用。

阴道镜（图1-1）在低倍放大镜下用来检查上皮表面，放大倍数通常是4~40倍。

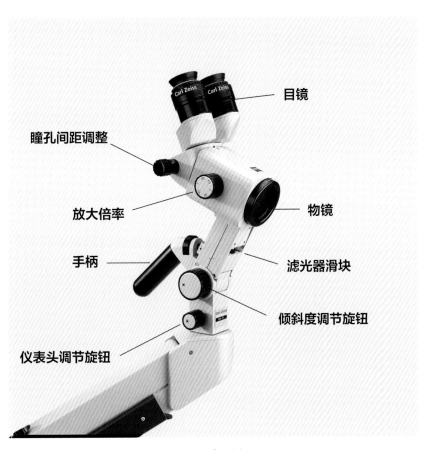

图 1-1　Zeiss 阴道镜（由 Zeiss 公司提供）

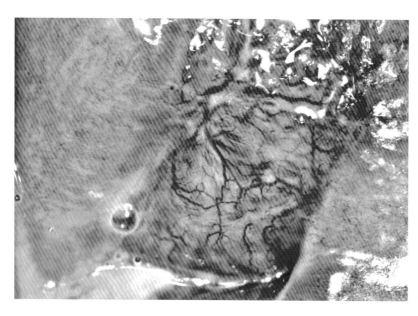

图 1-2　长而规则的血管分支口径逐渐缩小

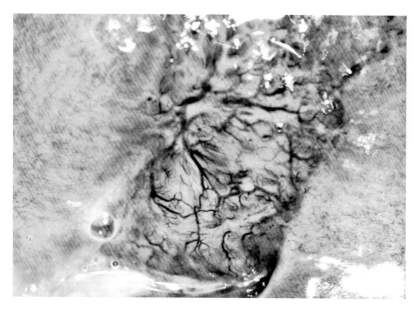

图 1-3　绿色滤光器辅助下的生理盐水阴道镜检查影像。绿色滤光器使血管与周围上皮的对比显得更暗而增强血管的可视性

最近的新仪器可提供更大倍数的放大效果，但大多数阴道镜检查可以在6~15倍放大范围内完成。

为了突出血管模式，可以在阴道镜上安装一个滤除红光的绿色（或蓝色）滤光器，使血管变得更暗（图1-2、图1-3）。建议在使用正常生理盐水溶液后、应用醋酸前，使用绿色（或蓝色）滤光器。实际操作中，醋酸可能导致组织肿胀，进而产生不透明度，导致与组织学改变密切相关的血管形态的重要细节图像模糊。

大多数情况下，原始鳞状上皮处看不到血管形态。当间质乳头发育不良或完全缺失时，网状毛细血管明显。

第 2 章　正常子宫颈

子宫颈由两个区域组成：外子宫颈以及内子宫颈（图2-1）（译注：在国内对于子宫颈解剖结构的描述中并没有外子宫颈以及内子宫颈的定义）。外子宫颈由非角化复层鳞状上皮覆盖，内子宫颈由单层柱状上皮覆盖。子宫颈和阴道都排列有复层鳞状上皮细胞。

从基底膜向表面，阴道和子宫颈上皮由4种细胞类型构成（图2-2）：

- 基底细胞。
- 旁基底细胞。
- 中间细胞。
- 浅表细胞。

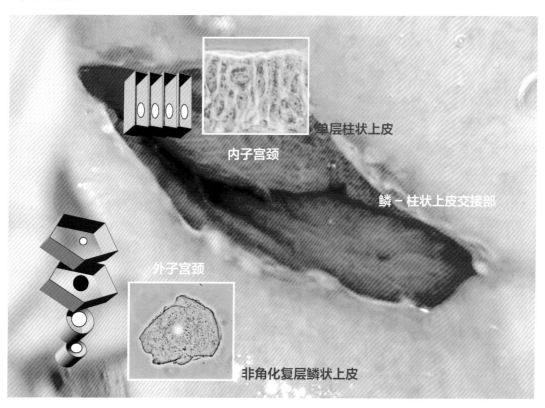

图 2-1　子宫颈和外衬上皮的分区

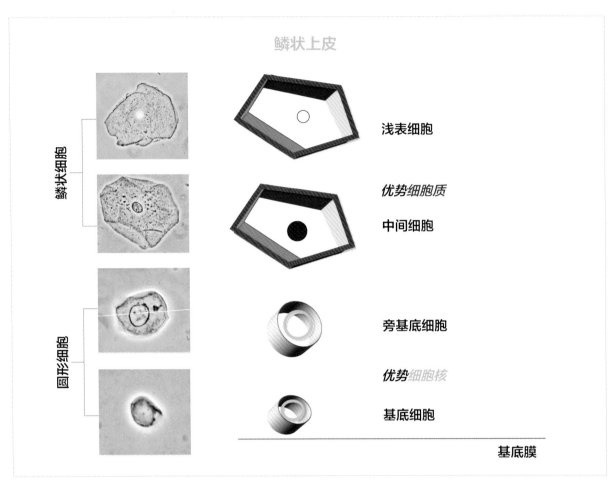

图 2-2 阴道和子宫颈上皮的图示

随着细胞向浅表细胞发育，细胞质成分逐渐增大，而细胞核逐渐变小。

基底细胞和旁基底细胞呈圆形或椭圆形，并且含有1个大的细胞核，有细颗粒状的染色质。通常，细胞核显示有1个或2个核仁，由于密度大，它们看起来很暗。基底细胞和旁基底细胞有相同的细胞核，核内有大量的核蛋白质；在基底细胞中细胞质非常稀少，呈现出细胞质环，借此可以区分这两种细胞。因为湿封片通常不会刮掉整个上皮层，只会刮掉上面的几层，接近成熟上皮基底部的不成熟基底细胞是取不到的。

中间细胞和浅表细胞是育龄期女性细胞学样本中的主要细胞。它们的胞质体较大，通常显示为类似的多边形形状。出于这些原因，它们被命名为鳞状细胞。中间细胞与浅表细胞都有丰富的细胞质、稀疏的细胞核。鳞状细胞可通过其不同的细胞核形态而彼此区分：中间细胞的细胞核显示粗染色质结构；而浅表细胞含有1个小细胞核，由于细胞核是致密固缩的，因此细胞显得明亮，而且染色质的特征无法辨别。

外子宫颈和内子宫颈之间有一个清晰的白色阶梯状边界，将鳞状上皮与柱状上皮明显地分开，因此被称为鳞-柱状交接部（SCJ）（图2-3）。柱状上皮与鳞状上皮间出现阶梯状边界是由于它们的厚度存在差异。原始鳞状上皮表面光滑，呈现半透明的粉红色或微红色（图2-4）。

4

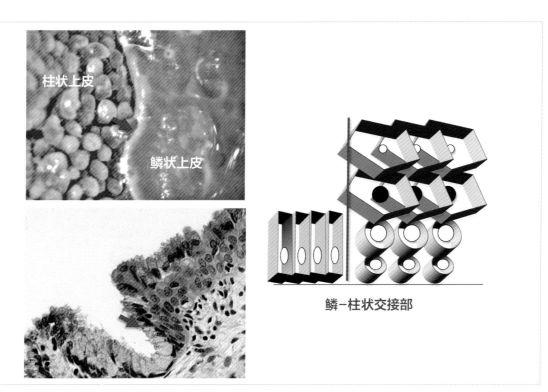

图 2-3 鳞-柱状交接部的阴道镜及组织学表现（箭头）。外子宫颈（复层鳞状上皮）与内子宫颈（单层柱状上皮）之间有清晰的白色阶梯状边界，这是由于两种上皮的厚度不同造成的

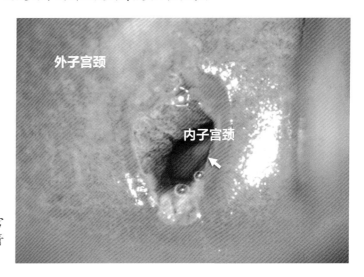

图 2-4 正常子宫颈显示粉红色的外子宫颈、红色的内子宫颈和鳞-柱状交接部（箭头）

应用醋酸（3%～5%醋酸）浸湿的棉球、纱布垫或喷雾器后，由于醋酸会引起单个绒毛肿胀和发白，使周围的鳞状上皮升高，柱状上皮呈葡萄样外观（图2-5、图2-6）。在内子宫颈内部，呈现绒毛更宽、葡萄样结构更少的外观（图2-7）。

在卵泡期，雌激素刺激诱导的透明黏液不能被醋酸（有效黏液溶解剂）修饰而保持清澈状态（图2-8）。丰富透明的子宫颈黏液有助于进行内子宫颈探查。

在黄体期，黏液黏稠且不透明（图2-9）。醋酸使子宫颈分泌物变得更混浊。不透明黏液可能使鳞-柱状交接部变得模糊。此外，子宫颈管的细节可能会模糊。在这种情况下，可用内子宫颈细胞刷

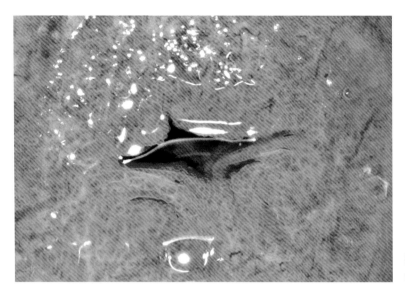

图 2-5 应用醋酸前外露柱状上皮的葡萄状外观

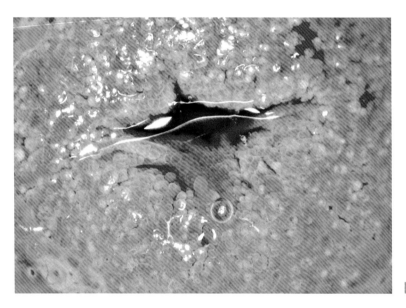

图 2-6 醋酸导致单个绒毛肿胀和变白

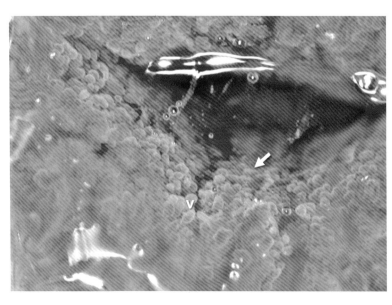

图 2-7 从子宫颈外口到子宫颈管，绒毛（v）更宽，外观越来越不像葡萄状（箭头）

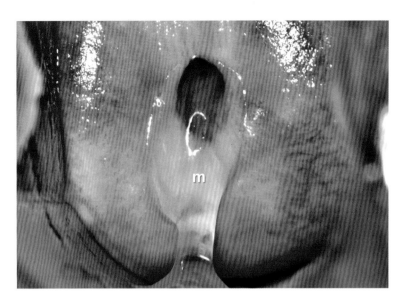

图 2-8　卵泡期的透明黏液（m）

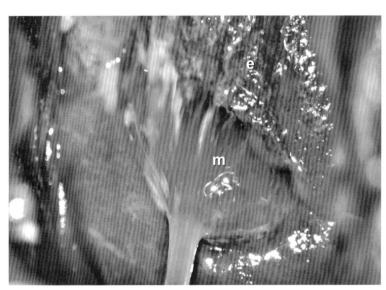

图 2-9　黄体期黏稠不透明黏液（m）。
外露的柱状上皮（e）

在子宫颈管内轻轻地旋转，促使黏稠的黏液留在器械周围。或者，可用醋酸浸泡过的棉签将稠厚黏液暂时推入子宫颈管。

正常情况下，鳞-柱状交接部与子宫颈外口重合，但两种上皮之间的清晰边界不是静止的，它会根据激素状态而发生移动。随着年龄的增长，激素水平的降低会影响子宫颈间质，随着血管的减少，子宫颈间质变薄（图2-10）。血管变得狭窄和脆弱，可能出现皮下出血，SCJ不易识别。绝经期开始后，SCJ向子宫颈外口移动，最后退入子宫颈管内，因此几乎不可见（图2-11）。当无法识别SCJ时，棉签有助于显露子宫颈管。如果用这种办法不能充分定位SCJ或不能定位延伸至子宫颈管内的病变上缘，可使用Kogan子宫颈内镜。根据其可见程度，阴道镜下病变可分为3类：

第1类：病变位于外子宫颈，完全可见。

第2类：病变延伸至子宫颈管内，病变上缘可见。

第3类：病变延伸至子宫颈管内，病变上缘不可见。

7

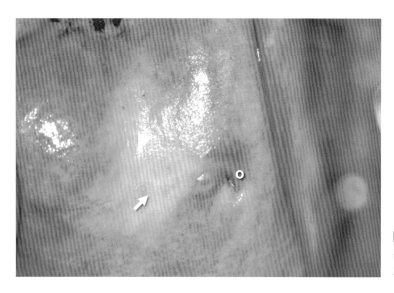

图2-10 萎缩上皮显示下层薄间质（箭头）。SCJ在狭窄的子宫颈外口（o）处不可见

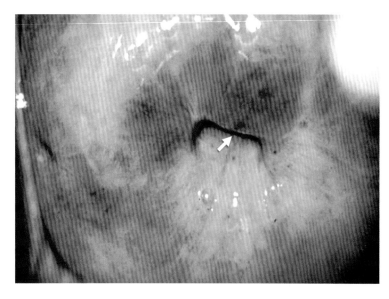

图2-11 绝经期萎缩的子宫颈。SCJ完全退缩至子宫颈管内（箭头）

绝经后女性的萎缩上皮与其下面的间质附着不太牢固，因此即使在妇科检查中也容易产生破溃。

相反，高水平的雌激素是导致子宫颈外口外翻的原因。在雌激素水平高的情况下，鳞-柱状交接部可能出现在子宫颈上，并且可以观察到暴露的柱状上皮（图2-12）。原始鳞-柱状交接部位于外子宫颈，远离子宫颈外口。雌激素刺激表现可见于胎儿期、月经初潮和应用口服避孕药期间、首次妊娠和黄体功能不全期间。

外翻的柱状上皮有时被错误地称为"子宫颈糜烂"，因为它呈现为围绕子宫颈口的红色边缘样的外观。外翻指的是内子宫颈黏膜的明显外翻，常呈明显的红色，边缘隆起（图2-13）。

内子宫颈上皮外翻导致脆弱的柱状细胞暴露在阴道内的酸性环境中。

这种酸性环境是导致外翻的单层柱状上皮细胞逐渐被新形成的复层上皮细胞替代的原因。这个过程被称为鳞状上皮化生。

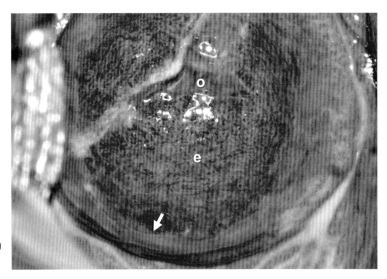

图 2-12　外翻柱状上皮（e）的弥漫红色区域。原始鳞-柱状交接部（箭头）位于外子宫颈，远离子宫颈外口（o）

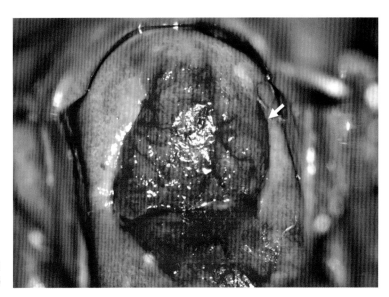

图 2-13　外翻处显示为明显的红色，内子宫颈黏膜明显外翻，边缘隆起（箭头）

鳞状上皮化生

阴道的低 pH 导致暴露于绒毛上的脆弱的柱状细胞脱落，在长短不同的时间段内，柱状上皮被新生组织所取代，最初被称为不成熟化生上皮（图 2-14）。转化区的上极是新的鳞-柱状交接部（成熟化生上皮与柱状上皮之间）（图 2-15）。

不成熟化生上皮可能进一步向两个方向发展（图 2-16）：绝大多数女性，新形成的不成熟化生上皮变为成熟化生上皮，发生转化的区域称为正常转化区（NTZ）；极少数女性，化生上皮可能在不典型转化区（ATZ）内变得不典型。

单层柱状细胞如何变成厚的复层鳞状组织呢？

让我们看看柱状绒毛（图 2-17），每个绒毛都是由单层柱状细胞排列的指状间质乳头形成的。每个绒毛含有 1 个或多个毛细血管环。从侧面观察，内子宫颈细胞看上去像"尖桩篱笆"（图 2-18、图 2-19），但正对着细胞观察时，细胞则显示出一个特征性的蜂窝状图案（图 2-20）。

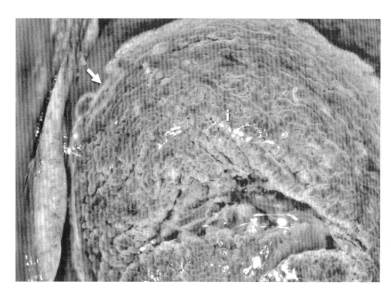

图 2-14 醋酸作用后，不成熟化生上皮显示为弱的弥漫醋酸白色区域（i）。箭头显示为鳞-柱状交接部

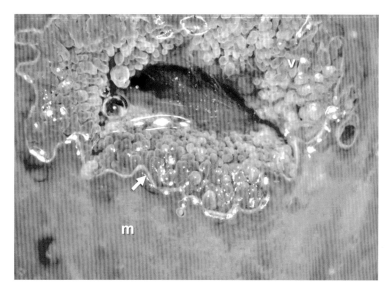

图 2-15 转化区的上极是新的鳞-柱状交接部（箭头），标志着成熟化生上皮（m）与应用醋酸后有变白绒毛的柱状上皮（v）之间的边界

酸性阴道环境对外翻柱状上皮的刺激导致柱状细胞的进行性脱落和破坏（图2-21）。

同时，由于阴道酸性环境的刺激，柱状细胞与基底膜之间出现被称为柱下储备细胞的小细胞（图2-22）。这些圆形的小细胞含有一个深色均匀的细胞核，细胞核周围有一个薄的细胞质环。鳞状上皮化生开始时，正面观察，可见储备细胞与占优势的柱状细胞交错（图2-23）。在一个长短不一的时间段内，储备细胞增殖（储备细胞增生），而仍然停留在这些新生细胞顶部的原始柱状上皮脱落（图2-24）。这时候从正面观察储备细胞，可见它们几乎完全取代了柱状细胞（图2-25）。

化生的鳞状上皮是由储备细胞增殖而成的，这些储备细胞转化为不同成熟阶段的化生细胞。这些变化导致形成多层但仍未分化的上皮，称为不成熟化生上皮（图2-26）。最后，在正常情况下，该组织会生成成熟鳞状上皮。完全成熟的化生上皮与原始鳞状上皮一样光滑，但由于以下几个方面的原因而与后者有区别。

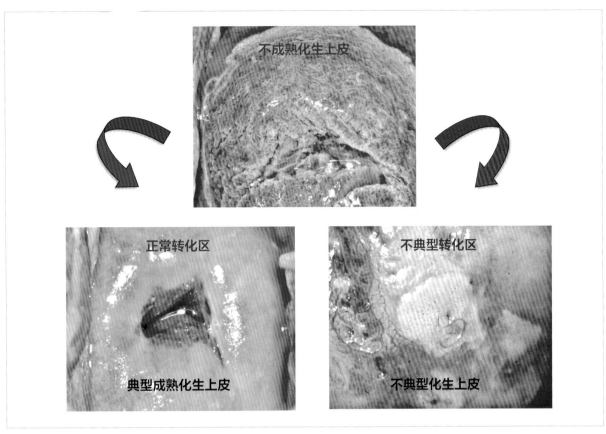

图 2-16 不成熟化生上皮可能有两个发展方向：一个是正常转化区内的典型成熟化生上皮，另一个是不典型转化区内的不典型化生上皮

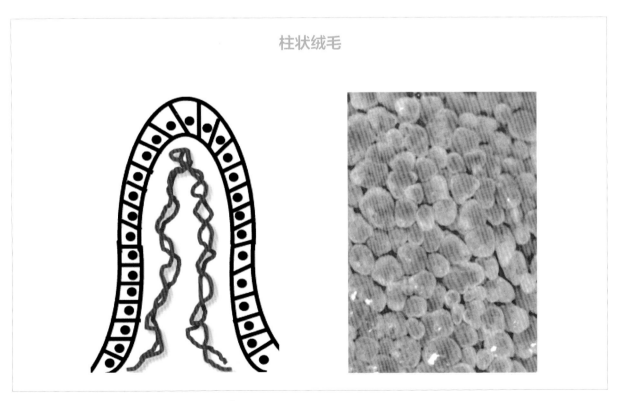

图 2-17 柱状绒毛的图示和阴道镜下表现

11

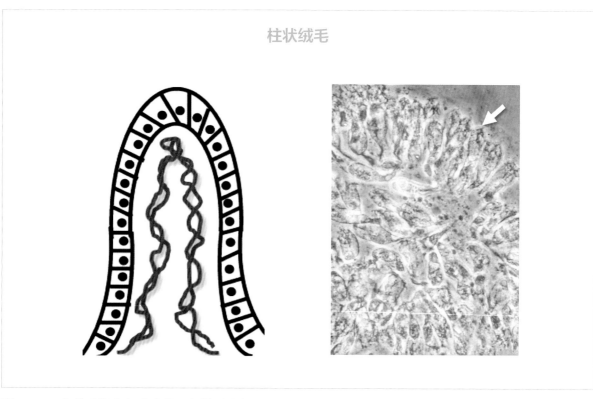

图 2-18 由单层柱状细胞（箭头）排列的柱状绒毛的图示和显微照片

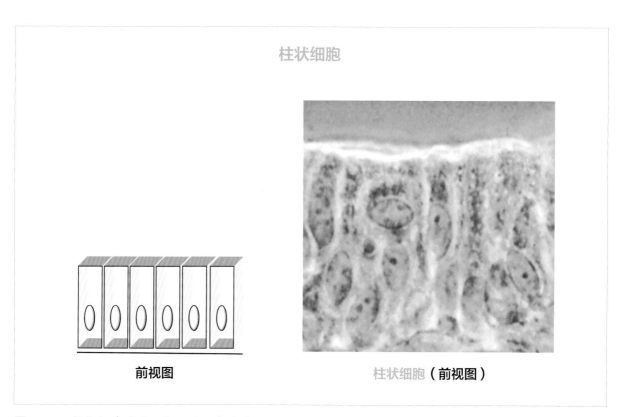

图 2-19 柱状细胞的图示和显微照片（1）

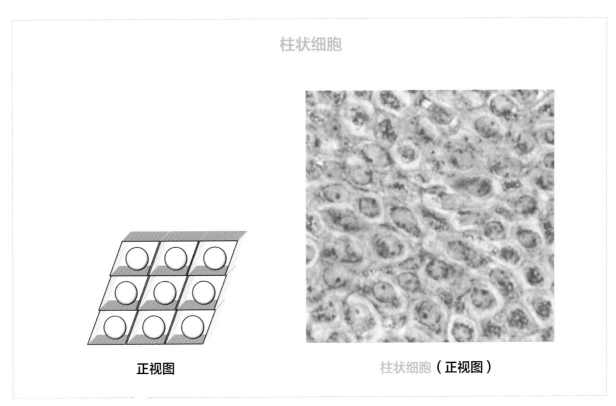

图 2-20　柱状细胞的图示和显微照片（2）

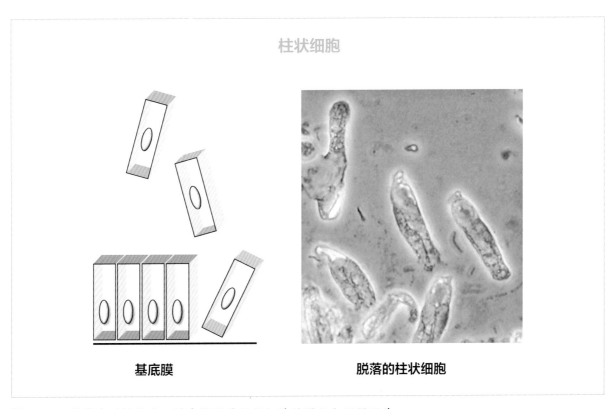

图 2-21　暴露在酸性阴道环境中的脱落柱状细胞的图示和显微照片

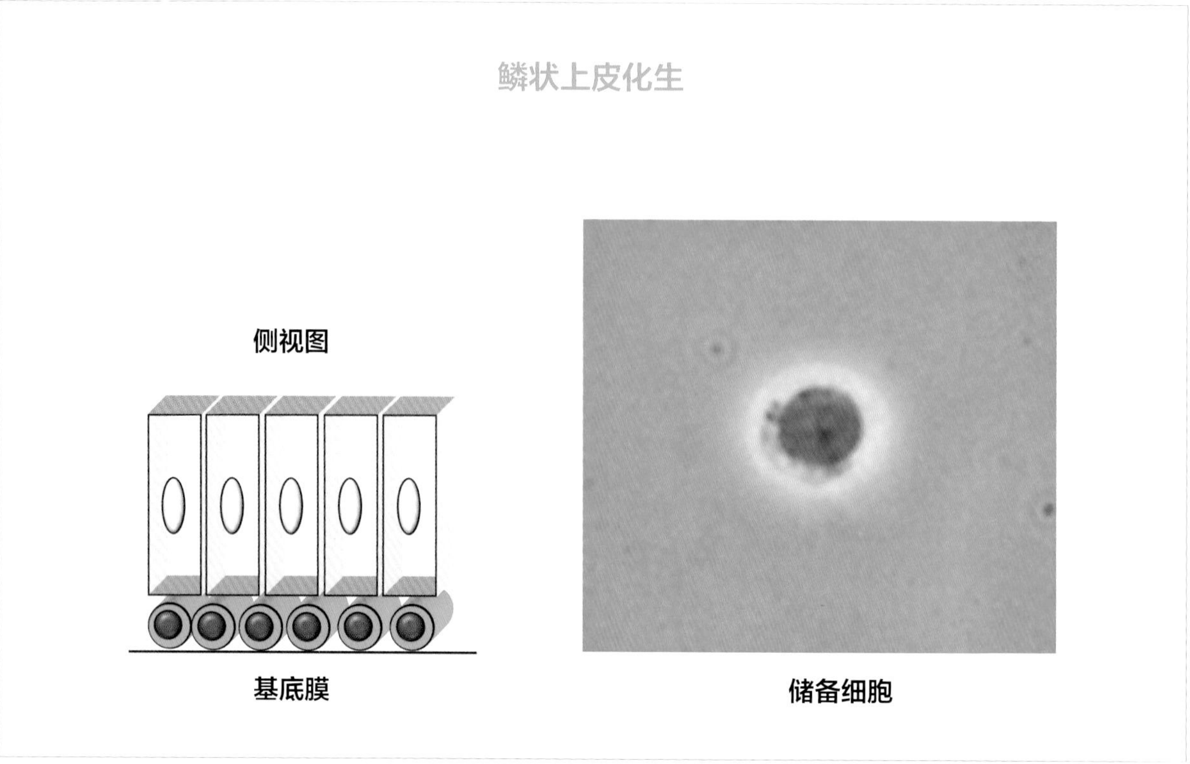

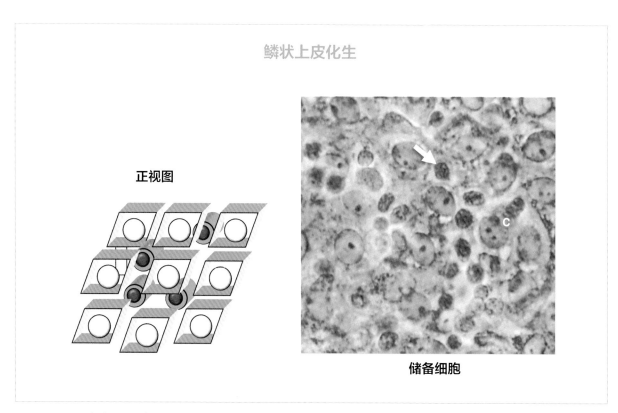

鳞状上皮化生

侧视图

基底膜　　　　　　　　　储备细胞

图 2-22 位于基底膜与柱状细胞之间的储备细胞的图示和显微照片

鳞状上皮化生

正视图

储备细胞

图 2-23 分布在占优势的柱状细胞之间的储备细胞（箭头）的图示和显微照片。柱状细胞（c）因其苍白的细胞核而易于辨认，含有 1 个或 2 个明显的核仁

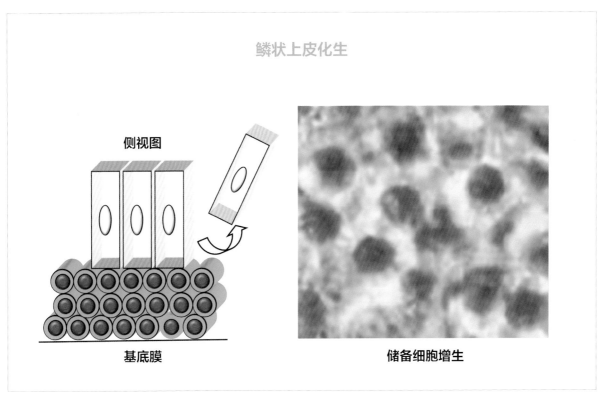

图 2-24 储备细胞增生的图示和显微照片

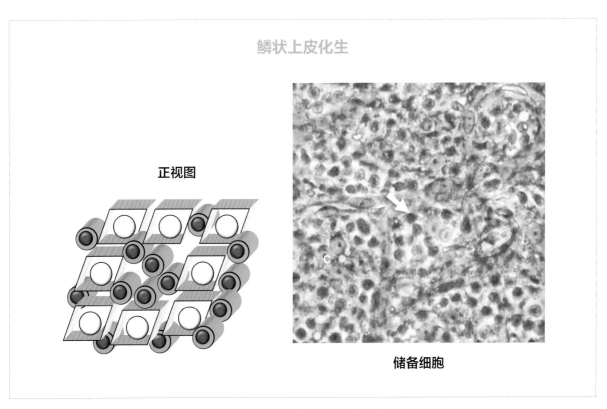

图 2-25 储备细胞（箭头）的图示和显微照片，优势超过残留的柱状细胞（c）

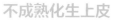

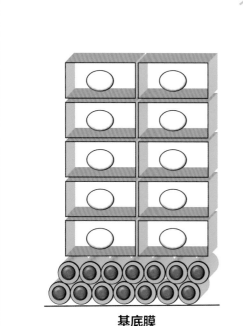

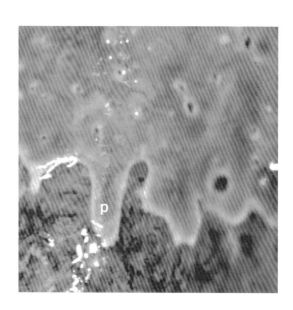

图 2-26　图示为复层但尚未分化的不成熟化生上皮。阴道镜下同样的上皮呈现淡醋酸白色，有舌状突起（p）

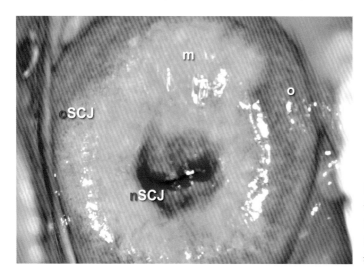

图 2-27　成熟鳞状化生上皮（m），位于原始鳞-柱状交接部（oSCJ）与新的鳞-柱状交接部（nSCJ）之间，与半透明的深粉红色原始鳞状上皮（o）相比，呈浅粉红色或粉白色

- 成熟的鳞状化生上皮与半透明的深粉红色原始鳞状上皮相比，呈浅粉红色或粉白色（图2-27）。

- 原始柱状上皮岛分散在邻近的几乎成熟的鳞状上皮中（图2-28）。

- 尚未被化生上皮覆盖的腺体开口，表明发生了从原始柱状上皮的转化。最远端的隐窝开口或子宫颈腺囊肿通常表示转化区的远端界线（图2-29）。腺体开口可能有不同的表现，分为5个等级，逐级反映正常的化生变化和不同程度的非典型上皮。

- Ⅰ级　腺体开口周围没有环，阴道镜下仅可见红色凹陷（图2-30）。有时在分泌黏液时可观察到隐窝出口（图2-31）。

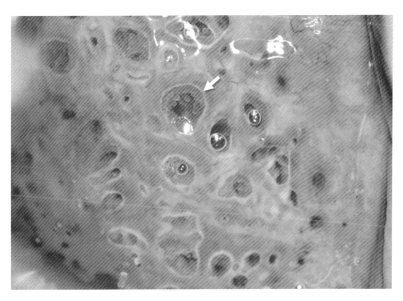

图 2-28　多个原始柱状上皮岛（箭头）散布在邻近的几乎成熟的鳞状上皮中

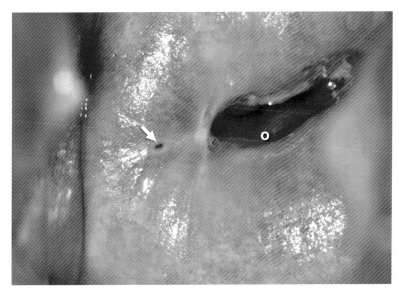

图 2-29　距子宫颈外口（o）的最远端的隐窝开口（箭头）指示转化区的外部界线

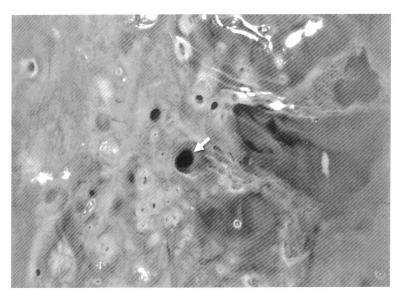

图 2-30　箭头所指的Ⅰ级腺体开口周围没有环，显示为红色凹陷

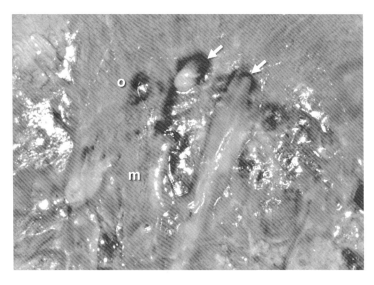

图2-31　一些Ⅰ级腺体开口（o）分泌黏稠的黏液（箭头）。成熟化生组织（m）

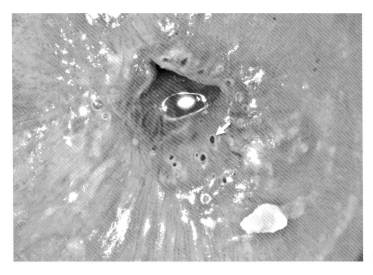

图2-32　使用醋酸后，Ⅱ级腺体开口（箭头）显示有一个狭窄、模糊的白色环

－Ⅱ级 腺体开口有一个狭窄、模糊的白色环（图2-32）。

－Ⅲ级 腺体开口有明显但不凸起的白色环（图2-33）。

－Ⅳ级 腺体开口有明显且凸起的白色环（袖状腺体开口）（图2-34）。

－Ⅴ级 实性的腺体开口（图2-35）。

● 上覆的化生鳞状上皮阻塞了隐窝出口，形成了纳氏滤泡或囊肿（子宫颈腺囊肿）。口径逐渐变小的规则的分支血管及规则的血管网或扁平的毛细血管可能在纳氏滤泡表面更明显。它们新生成的时候是蓝色的（图2-36），成长后变成乳白色或黄色（图2-37）。有时，子宫颈腺囊肿上方的大血管可能类似异常的血管模式，显示完全不规则和随机分布，并伴有突然的角度变化（图2-38）。

● 成熟化生组织上的毛细血管比原始鳞状上皮下的毛细血管要多（图2-39、图2-40）。

● 在化生成熟过程中或在烧灼后新生血管形成过程中，向上延伸到尚未变平的间质乳头内的发卡状毛细血管顶端可表现为沿着子宫颈外口放射状线（愈合线）的细小点状血管（图2-41）。后来，

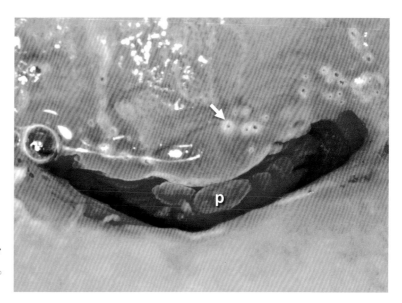

图 2-33　箭头所指的Ⅲ级腺体开口有一个明显但不凸起的白色环环绕。多发内子宫颈息肉（p）

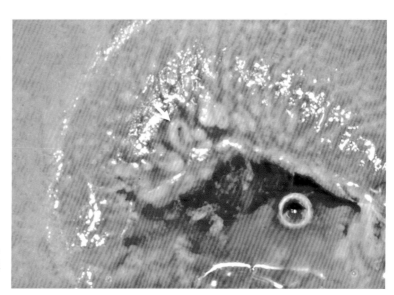

图 2-34　箭头指示Ⅳ级腺体开口，特征是明显且凸起的白色环（袖状腺体开口）。组织学报告显示为 CIN 3

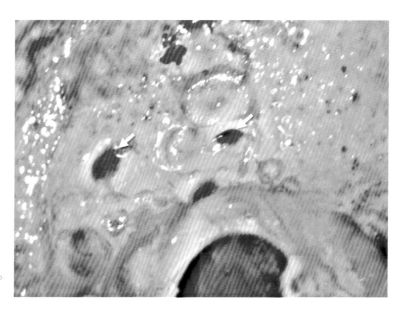

图 2-35　实性的腺体开口（箭头）。组织学报告显示为原位癌

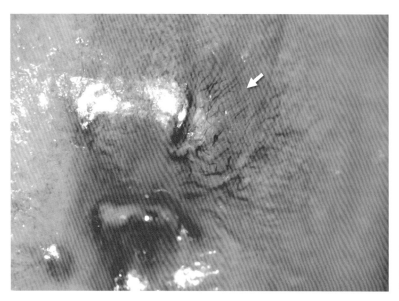

图2-36 子宫颈腺囊肿（箭头）的蓝色色调提示其是新近形成的。血管特征性地走行在潴留囊肿的表面

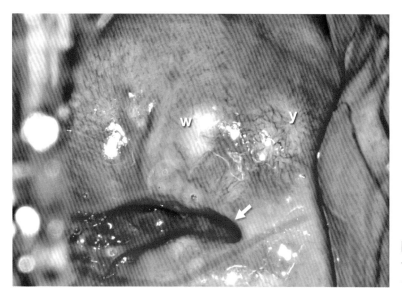

图2-37 白色的纳氏滤泡（w）和黄色囊肿（y）不是近期产生的。箭头表示新的鳞-柱状交接部

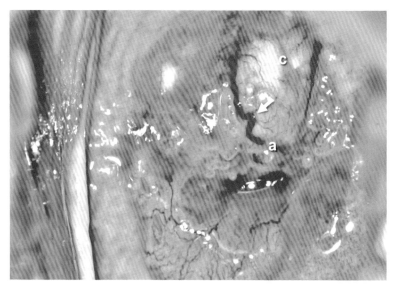

图2-38 箭头标注的子宫颈腺囊肿（c）上的毛细血管显示突然的角度变化（箭头）和出现（a）。尽管血管形态异常，但不存在异型性

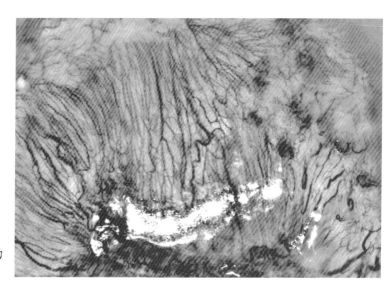

图 2-39　在成熟的化生上皮上有长的
平行血管，有规则分支

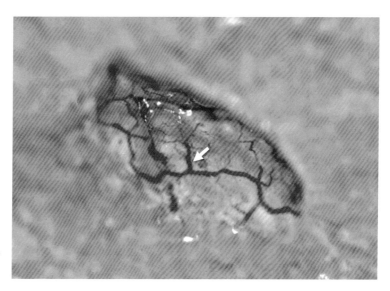

图 2-40　成熟化生组织上突出的血管
网（箭头），延伸到子宫颈管

这些放射状线消失，最终被上皮下纤维化所取代，在使用醋酸之前显示为白色区域（图2-42）。

● 有时，成熟的鳞状上皮在使用醋酸之前可能会显示增厚和呈白色，组织学检查中没有发现任
何细胞学异型。厚的成熟鳞状上皮不同于上皮下纤维化，前者呈半透明状（图2-43）。

化生过程开始于首先暴露在酸性阴道环境中的柱状绒毛的顶端（图2-44a、b），

当这种多层但仍未分化的不成熟鳞状上皮覆盖有绒毛时，使用醋酸后，绒毛顶部会出现一些混
浊（图2-45）。这种半透明性的丧失代表了最早的化生改变。随着化生过程的继续，不成熟的化
生上皮伸入邻近绒毛的裂隙中（图2-44c、图2-46），直到在原始柱状上皮内产生光滑的表面（图
2-44d、图2-47）。

化生上皮形成斑块和长突起，呈舌状分支并生长，以不规则的方式向中心扩散。渐渐地，它们
融合在一起形成一个膜样区域。起源于原始鳞–柱状交接部的楔形分支向子宫颈外口前进，并最终连
接交接部内的化生斑块，这被一些学者称为上皮化（图2-48）。

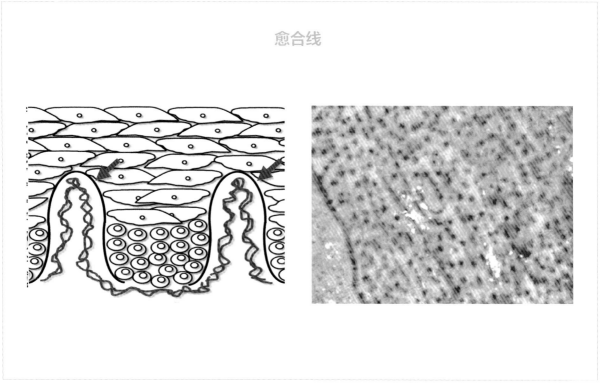

图 2-41 排列在放射状线（愈合线）内的细小点状血管的图示和阴道镜下表现

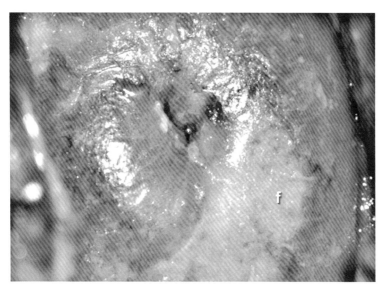

图 2-42 上皮下纤维化（f），应用醋酸前表现为白色的不透明区域

　　当化生替换完成时，绒毛上的醋酸白色化生上皮高度可能超过光滑表面的高度，形成白斑（图 2-49、图 2-50），阴道镜下可与其他白斑（真菌和病毒）区别开来，因为它呈鱼鳞状，与鳞-柱状交接部相连。化生性改变也可能累及突出到酸性阴道环境中的子宫颈息肉的远端部分（图 2-51）。这个不成熟的化生组织可能经历与子宫颈上皮同样的增生异常性损伤（图 2-52）。不成熟化生上皮的组成是什么呢？

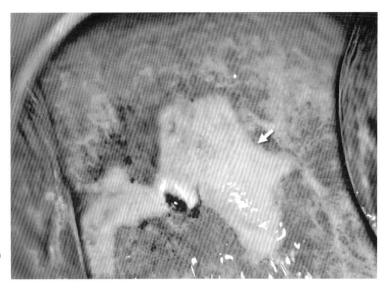

图 2-43　厚的成熟鳞状上皮（箭头）在使用醋酸之前呈白色半透明状

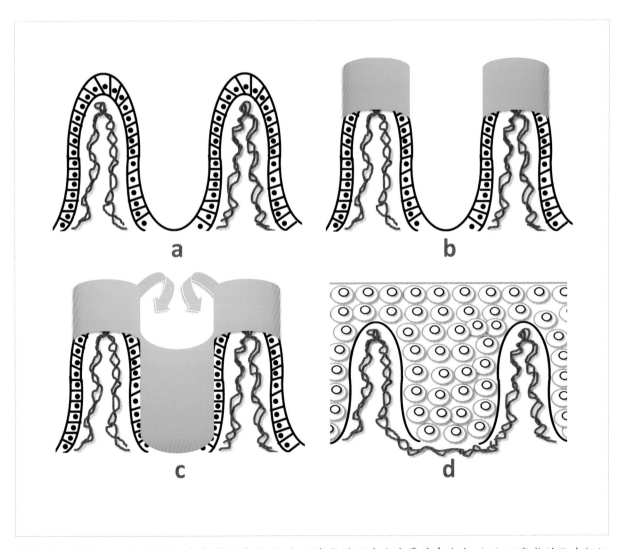

图 2-44　鳞状上皮化生图示：(a) 柱状绒毛；(b) 不成熟的化生上皮覆盖有绒毛；(c) 不成熟的化生组织伸入相邻绒毛的裂隙中；(d) 原始柱状上皮内产生光滑表面

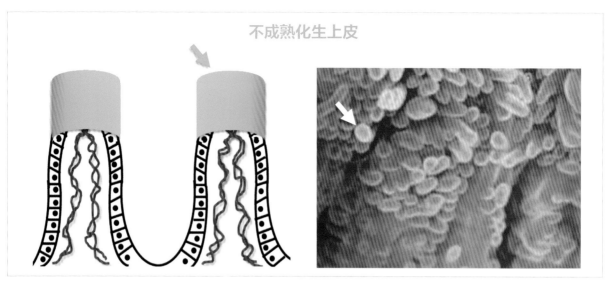

图2-45　醋酸的使用导致柱状绒毛顶端（箭头）出现一些混浊

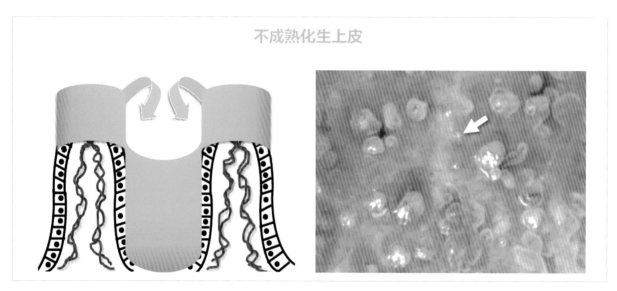

图2-46　不成熟的化生组织伸入邻近绒毛的裂隙中，见图示和阴道镜下表现（箭头）

1998年，本书作者提出了化生成熟的分类。从基底膜至表面，化生成熟由不同的细胞类型表示（图2-53）：

- 储备细胞。
- 不成熟化生细胞。
  - 旁基底样细胞。
  - 蜘蛛细胞。
  - 蝌蚪细胞。
- 成熟中化生细胞。
- 成熟前化生细胞。
- 成熟化生细胞。

不成熟化生上皮

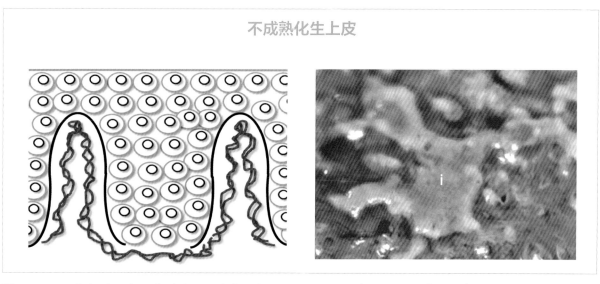

图2-47 不成熟的化生上皮（i），阴道镜检查显示为淡醋酸白色上皮，其特征是有光滑半透明表面

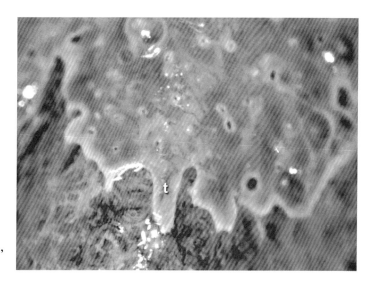

图2-48 不成熟化生上皮呈淡醋酸白色，并产生清晰的舌状突起（t）

储备细胞（图2-53、图2-54）看起来很小，呈圆形，包含一个暗而均匀的细胞核，细胞核周围有一个薄的细胞质环。

不成熟化生细胞（图2-53）由于染色质颗粒分散和边缘化，显示出一个苍白的细胞核，以及一个明显的核仁（不成熟细胞核）。不成熟化生细胞包括3种细胞类型：

● 旁基底样细胞。

● 蜘蛛细胞。

● 蝌蚪细胞。

旁基底样细胞（图2-53、图2-55）与属于原始鳞状上皮中的旁基底细胞非常相似，但由于它们与大鳞状细胞的联系，所以很容易区分。值得注意的是，原始旁基底细胞属于原始鳞状上皮，深嵌于厚上皮内，被中间细胞和浅表细胞覆盖，因此不能脱落。

蜘蛛细胞（图2-53、图2-56）显示出多个蜘蛛样细胞质突起。

25

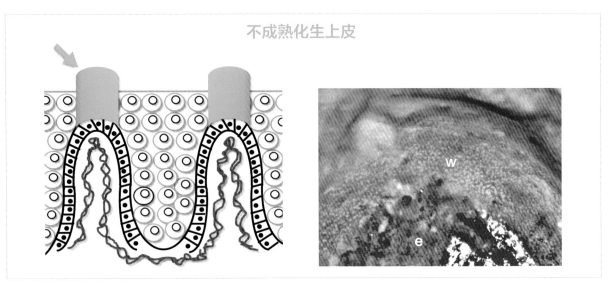

不成熟化生上皮

图2-49　如图示所示，绒毛上方的醋酸白色化生上皮高度超过光滑表面的高度（箭头）。如阴道镜图像所示，形成白斑（w），外翻柱状上皮（e）

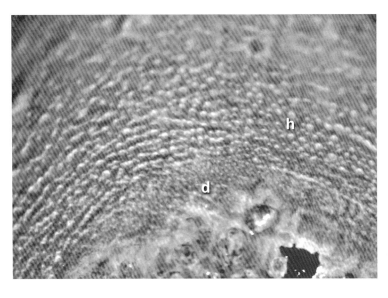

图2-50　化生的白斑以白色小突起（h）的形式出现，逐渐变为白点（d），靠近鳞-柱状交接部

蝌蚪细胞显示出一个长的、单个胞质突起（图2-53、图2-57）。

成熟中细胞（图2-53、图2-58）显示出与不成熟化生细胞相同的细胞核模式，但由于深色黏稠的外细胞质环与苍白内质区之间的特征性明确界线，它们在湿封片制片中很容易被检测到。

不成熟化生细胞和成熟中化生细胞保留了部分特征性形态，变大后可转变为成熟前化生细胞（图2-53），其特征是在细胞核或细胞质中同时存在不成熟和成熟的元素（图2-59）。

成熟前化生细胞可分为4种类型（图2-60）：

- 第1种形态类型（图2-60a、图2-61）可能显示出与原始鳞状细胞相同的胞质体，尽管它呈圆形，但包含不成熟的细胞核。
- 第2种形态类型（图2-60b、图2-62）类似于蜘蛛细胞，但更大，包含1个成熟的细胞核。

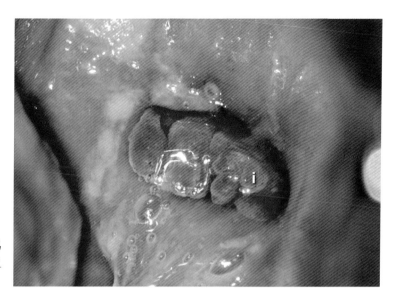

图 2-51　从子宫颈管突出的息肉顶端覆盖有淡的醋酸白色不成熟化生上皮（i）

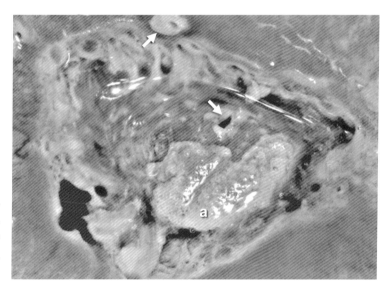

图 2-52　子宫颈息肉顶端显示一层厚的醋酸白色上皮（a）。箭头指示为息肉和子宫颈前唇上的Ⅳ级袖状腺体开口。息肉的组织学报告显示为局灶性CIN 3

- 成熟前化生细胞的第3种形态类型（图2-60c、图2-63）源自不成熟的蝌蚪细胞，其胞质体和细胞核与原始鳞状细胞完全相同，长的细胞质突起是其作为化生细胞的唯一特征。
- 成熟前化生细胞的第4种形态（图2-60d、图2-64）显示出与原始鳞状细胞相同的胞质体和细胞核，它保留了其来源的成熟中化生细胞的外细胞质环与内质区之间的残余边界。

形成一个成熟细胞（图2-65）代表化生过程结束，该细胞与源自原始鳞状上皮的鳞状细胞无法进行区分。

成熟化生是一种永久性的状态，但不成熟化生变化使上皮容易发生潜在的肿瘤性变化。事实上，转化区，即柱状上皮内形成新的鳞状化生上皮的区域，是子宫颈上皮内瘤变（CIN）起源的部位。

引起化生性改变的不同情况如下（图2-66）：

- 暴露的柱状上皮。

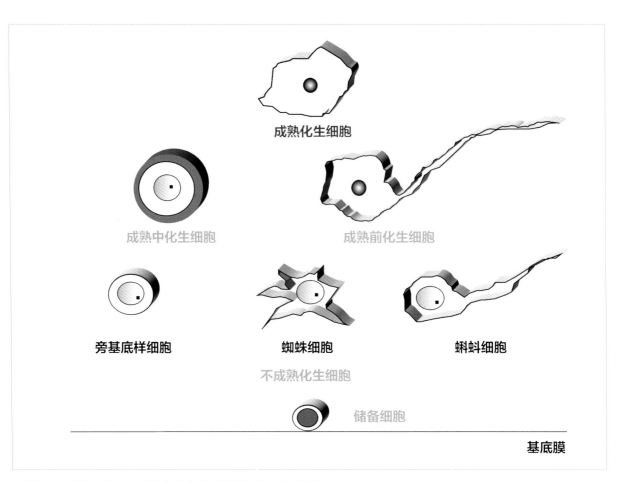

图 2-53 形成鳞状上皮化生过程的不同细胞类型的图示

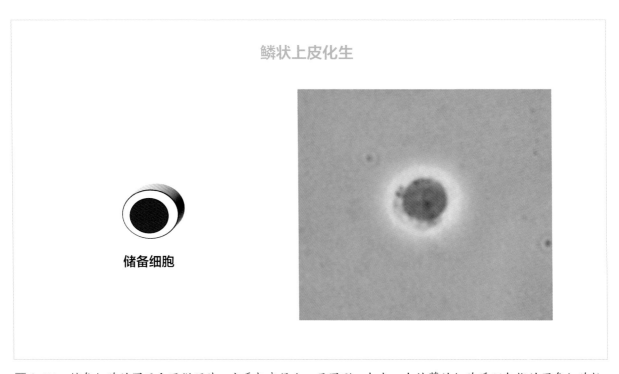

图 2-54 储备细胞的图示和显微照片，它看起来很小，呈圆形，包含一个被薄的细胞质环包绕的黑色细胞核

鳞状上皮化生

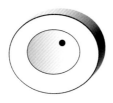

旁基底样细胞

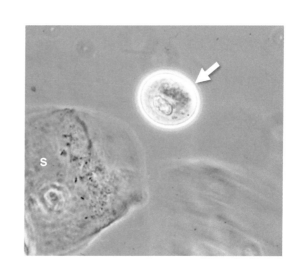

图 2-55　旁基底样细胞的图示和显微照片。通过湿封片的外观对比了大的鳞状细胞（s）和小的旁基底样细胞（箭头），后者呈圆形，包含一个带有细颗粒染色质的苍白细胞核

鳞状上皮化生

蜘蛛细胞

图 2-56　蜘蛛细胞的图示和显微照片，显示出多个蜘蛛样细胞质突起

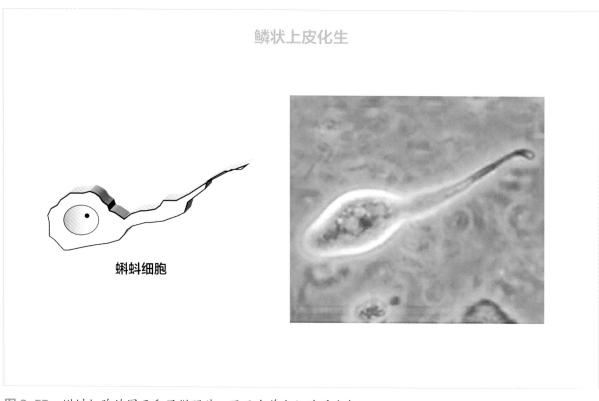

图2-57 蝌蚪细胞的图示和显微照片，显示出单个细胞质突起

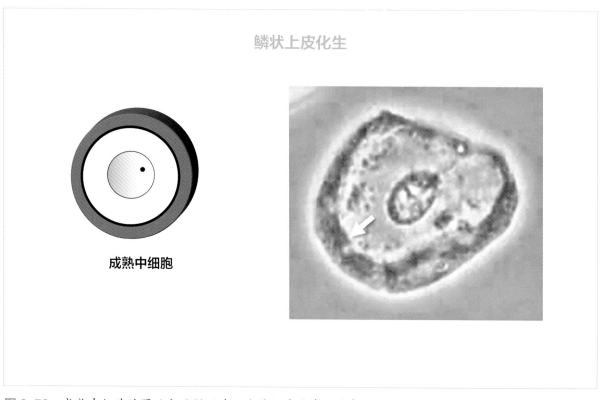

图2-58 成熟中细胞的图示和显微照片。这种细胞的特征是在暗且黏稠的外细胞质环与苍白的内质区之间有一个明显的边界（箭头）

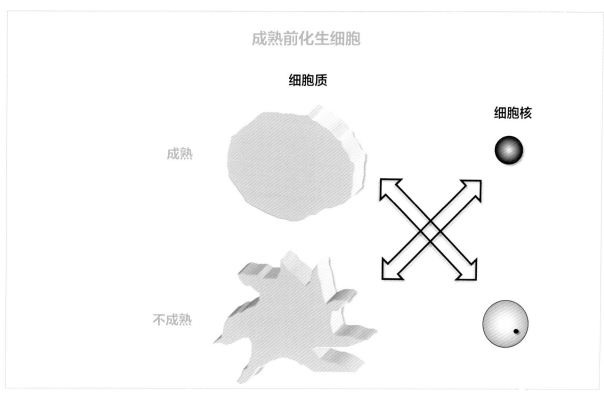

图 2-59　这个图示显示了成熟前化生细胞的特性。它们的特点是在细胞核或细胞质中同时存在不成熟和成熟的元素

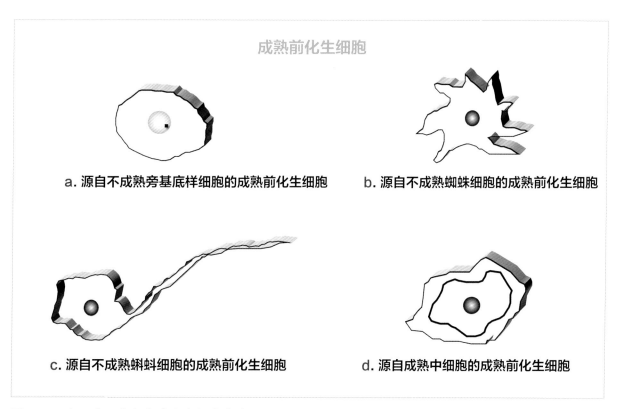

图 2-60　（a~d）4 种成熟前化生细胞的图示

成熟前化生细胞

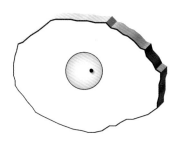

源自不成熟旁基底样细胞的成熟前化
生细胞

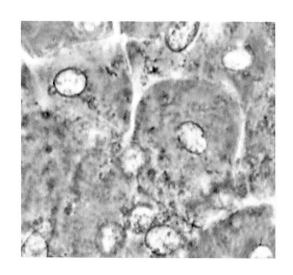

图2-61 从不成熟旁基底样细胞衍生出的成熟前化生细胞的图示和显微照片。这种成熟前化生细胞显示出与原始鳞状细胞相同的大胞质体，与不成熟的细胞核形成对比

成熟前化生细胞

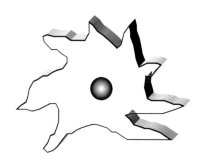

源自不成熟蜘蛛细胞的成熟前化
生细胞

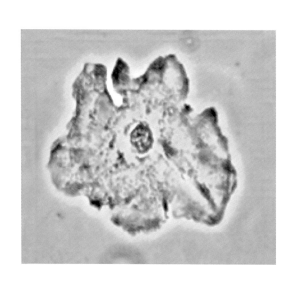

图2-62 由不成熟蜘蛛细胞衍生的成熟前化生细胞的图示和显微照片。这种成熟前细胞的特征是有大的胞质体，胞质突起粗大，细胞核成熟

成熟前化生细胞

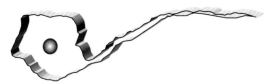

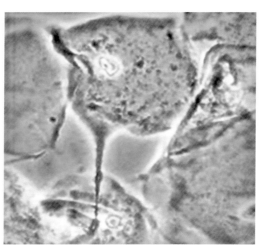

源自不成熟蝌蚪细胞的成熟前化生细胞

图 2-63　从蝌蚪细胞衍生出的成熟前化生细胞的图示和显微照片。这种化生的成熟前细胞表现出 1 个大的胞质体，其特征是有单个的长突起，有 1 个成熟的细胞核

成熟前化生细胞

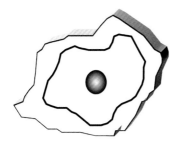

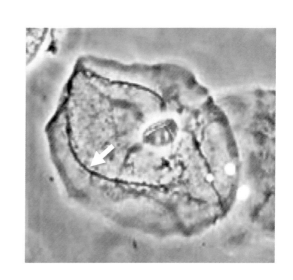

源自成熟中化生细胞的成熟前化生细胞

图 2-64　衍生自成熟中化生细胞的成熟前化生细胞的图示和显微照片。外细胞质环与内质区之间的残余边界（箭头）是揭示其起源的唯一线索

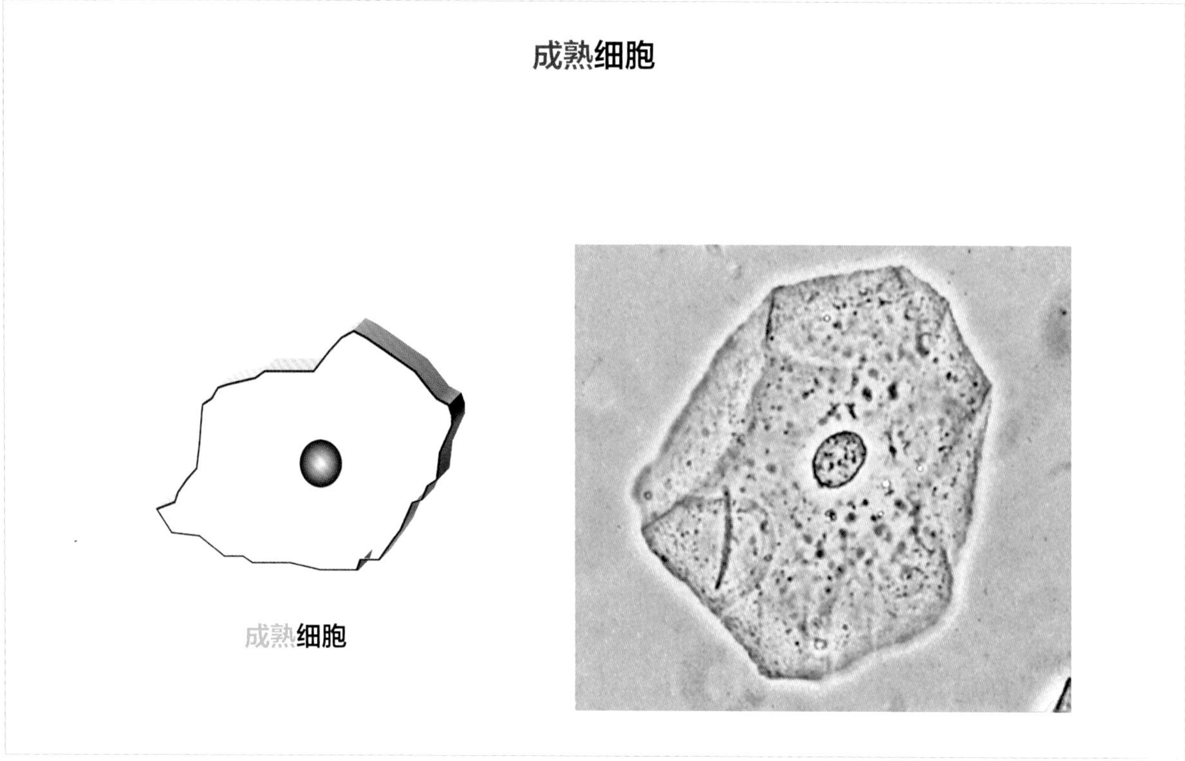

成熟细胞

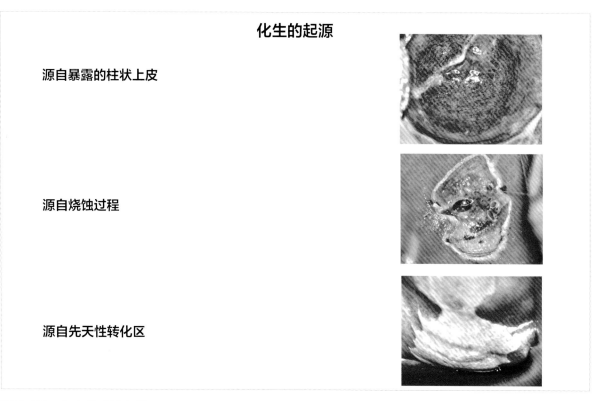

成熟细胞

图 2-65 成熟细胞的图示和显微照片,它实际上与源自原始鳞状上皮的鳞状细胞不可区分

化生的起源

源自暴露的柱状上皮

源自烧蚀过程

源自先天性转化区

图 2-66 化生的不同起源

- 活检或烧蚀过程。

- 先天性转化区。

在大约4%的女性中，阴道镜医师可以观察到延伸到子宫颈前后唇和阴道穹隆上的一些非糖化上皮区。

为了理解这些不寻常的位置，我们必须记住，在胚胎早期，阴道管是由立方上皮排列构成的。出生前，这种上皮被复层鳞状上皮所取代，复层鳞状上皮沿着侧壁开始，然后是前壁和后壁，向上到达子宫颈外口。

如果这个替换是不完全的，立方上皮保留在距外口的远端，逐渐累及子宫颈、前穹隆和后穹隆，少数累及阴道前壁和后壁。发生晚期化生转化为鳞状上皮的区域，称为先天性转化区。

先天性化生与出生后发生的鳞状上皮化生相似，可能会经历成熟障碍，在转化区内可见薄的或密集的醋酸白色区域、点状毛细血管或镶嵌图案和一些白色实心上皮钉。这些白色实心上皮钉对应于腺体中的复层上皮，有时是非典型上皮（图2-67）。通常随着病变的严重程度增加，边界划分变得更清晰，但先天性转化区也可能显示出非常明确的边界，而没有明显的组织学改变（图2-68）。

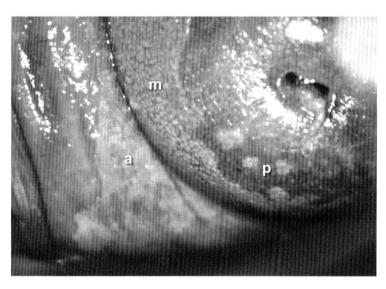

图 2-67 先天性化生延伸到阴道后壁，有一个醋酸白色区域（a）。子宫颈呈现细小的镶嵌图案（m）和醋酸白色实心上皮钉（p），对应腺体内的复层上皮

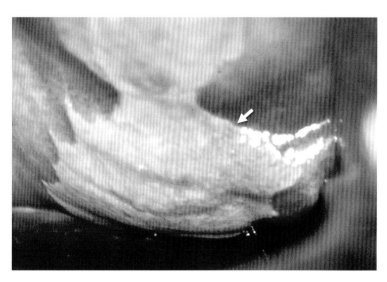

图 2-68 先天性化生使阴道后穹隆产生一个厚的醋酸白色区域，边界非常明显（箭头），但没有明显的组织学改变

完全成熟的鳞状上皮（图2-69），主要由鳞状细胞（中间细胞和浅表细胞）和一薄层不成熟细胞（基底细胞和旁基底细胞）组成。由于其低密度和核含量低的特点，直射光像穿过晶状体一样穿过整个成熟鳞状上皮，到达间质并被反射，使子宫颈呈粉红色、半透明外观。

基底细胞和旁基底细胞有一个明显的细胞核，富含蛋白质（图2-70）。醋酸引起核蛋白可逆性凝固。尽管这些蛋白质在醋酸作用后凝固或沉淀，产生醋酸白色反应，但醋酸可能无法充分穿透深层细胞，由此产生的少量蛋白质凝固不足以干扰光路。醋酸不影响产生糖原的上皮，因此，直射光仍然到达间质，反射其色调，上皮的外观没有改变（图2-71）。

在原始鳞状上皮和成熟化生上皮中，大鳞状细胞富含糖原，负责碘的摄取（图2-72）。应用卢格尔碘溶液（Schiller试验，碘试验）后，浅表细胞和中间细胞染色后从红褐色到接近黑色（图2-73）。糖化上皮被称为阴性Schiller试验或碘阳性区。

柱状上皮不含糖原，因此不摄取碘，保持未染色状态。有时，它只是被一层薄薄的碘覆盖而变色。子宫颈糜烂或鳞状细胞脱落的区域不会被碘染色，保持无色状态，与周围的红褐色背景形成鲜明的对比。

当一个典型的化生变化发生时，在不成熟的化生上皮延伸到邻近绒毛的裂隙中直到形成光滑的表面（图2-74a）之后，单个间质乳头逐渐扁平化（图2-74b），绒毛中的毛细血管结构被压缩并降低高度。最后，毛细血管在基底膜下形成一个鳍状网络，不与新形成的鳞状上皮结合（图2-74c）。

不成熟的化生上皮不同于成熟鳞状上皮，它的细胞更多，其大多数细胞含有1个大而不成熟的细胞核，富含蛋白质（图2-75）。

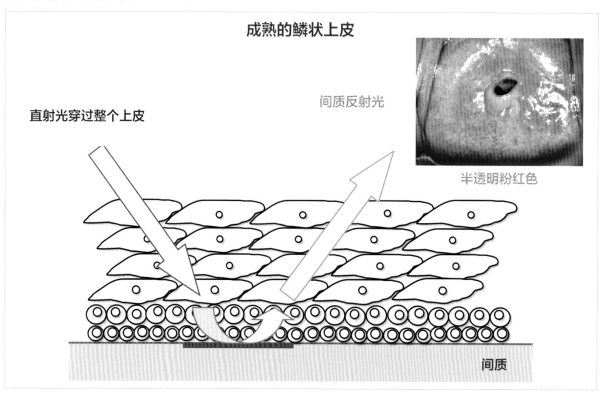

图 2-69　通过成熟鳞状上皮的光路的图示，以及呈半透明粉红色子宫颈的阴道镜外观

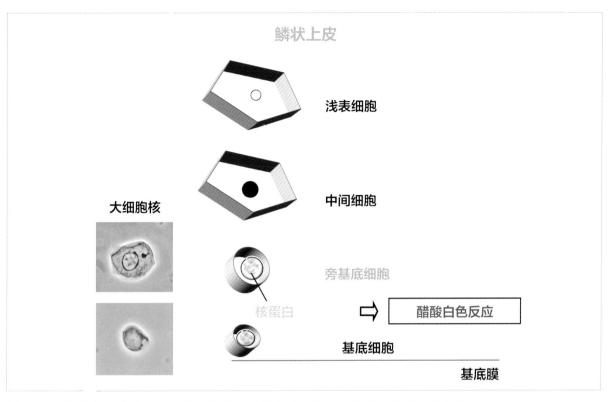

图 2-70　鳞状上皮的图示，表明不成熟细胞核中的核蛋白含量高，导致醋酸白色反应

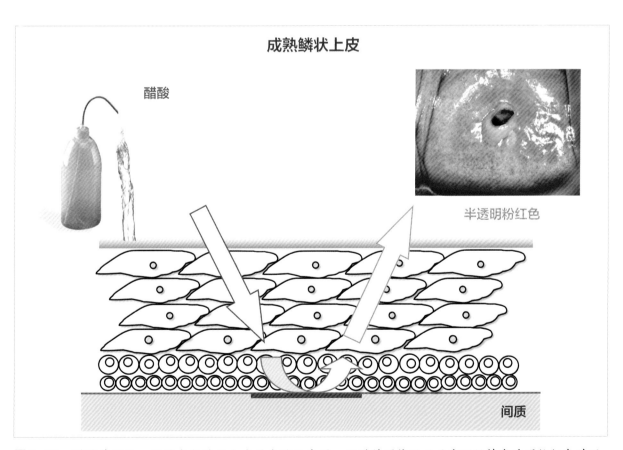

图 2-71　醋酸作用后，通过成熟鳞状上皮的光路示意图。阴道镜图像显示子宫颈保持半透明粉红色外观

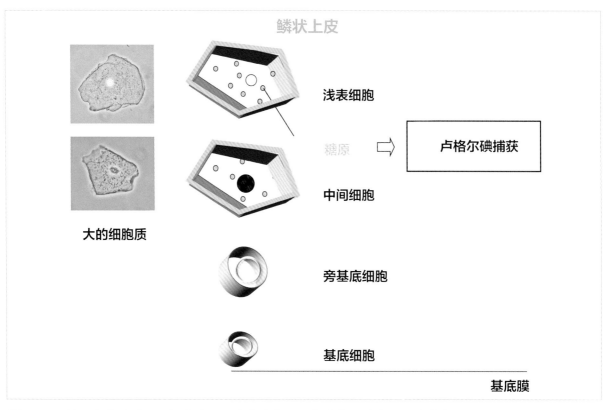

图 2-72　鳞状上皮的图示，指出鳞状细胞中胞浆糖原含量高，是卢格尔碘染色的原因

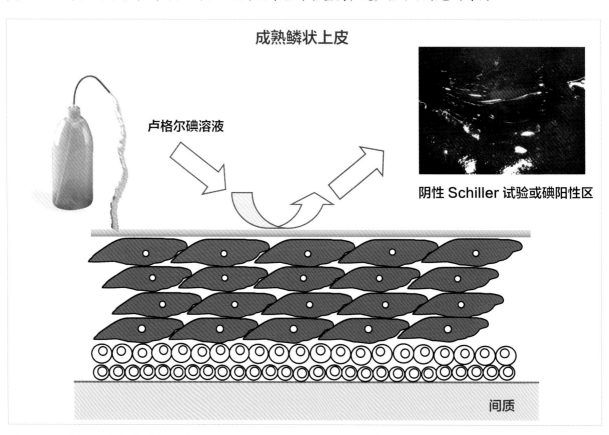

图 2-73　卢格尔碘溶液对成熟鳞状上皮的影响的图示和阴道镜下表现，鳞状上皮染色后从红褐色过渡到接近黑色

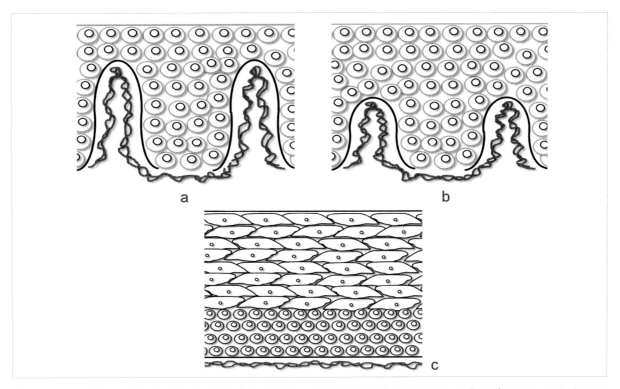

图 2-74　不成熟化生上皮（a）内的间质乳头图示，在新发育的成熟鳞状上皮存在的情况下，逐渐扁平化（b），直到在基底膜下形成 1 个鳍状网络（c）

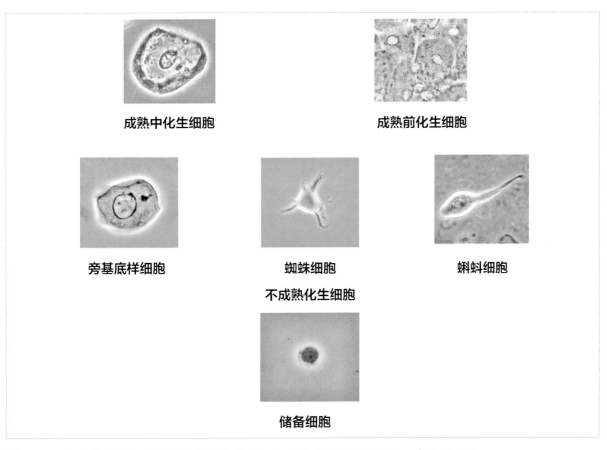

成熟中化生细胞　　　　　　　　成熟前化生细胞

旁基底样细胞　　　　蜘蛛细胞　　　　蝌蚪细胞

不成熟化生细胞

储备细胞

图 2-75　组成成熟化生级联的大多数细胞有 1 个大而不成熟的细胞核，富含蛋白质

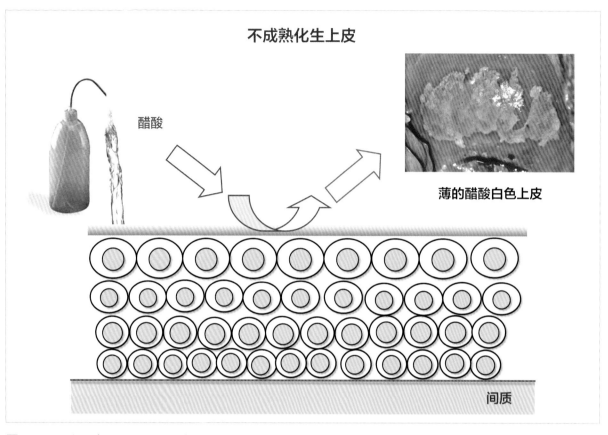

图 2-76 醋酸作用后，通过不成熟化生上皮的光路示意图。阴道镜下显示出一个薄的醋酸白色区域，带有地图状的边缘

这些核蛋白的大量存在导致了醋酸白色反应。此时，在应用醋酸后，直射光将从上皮反射，不再从间质反射，使上皮呈现不透明的白色外观（图2-76）。

一旦使用醋酸，白色的出现和消失的速度，以及白色的强度和停留时间，都与不同的细胞学条件有关，如细胞数量增加、细胞核质比增加、细胞核密度增加。因此与潜在的组织学改变或异常程度相关。

醋酸引起的变化可能很小，也可能很大（2011年IFCPC命名法）。在前一种情况下，醋酸白色上皮薄，边缘呈不规则、羽毛状、地图状或角状（1级）。微小的改变有一个弥散的边缘，能够几乎不易察觉地与周围的正常上皮融合。当发育不良区域太薄时，可能无法通过阴道镜检查发现。

炎症可能会引起一种轻微的醋酸白色变化，这种变化界限不清，在子宫颈中分布广泛，并不局限于转化区内（图2-77）。

在有炎症的情况下，可以在外阴观察到弥漫的醋酸白色或散在的白色，有时是凸起的白点（图2-78）。这种由于感染或糖化不良上皮导致的白点，易与HPV引起的白斑相混淆，可能会给阴道镜医师的诊断带来困扰。

在多数变化中，异常负荷蛋白质的上皮细胞表现致密、迅速出现的醋酸白色，逆转缓慢（2级）。根据细胞内含有的核蛋白的数量和病变的严重程度，不同程度的醋酸白色光谱可能共存于同

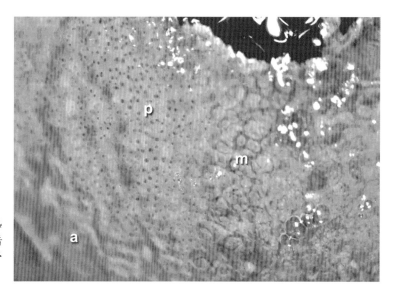

图 2-77　由于炎症（假丝酵母菌感染）引起的一种微弱且广泛分布的醋酸白色变化（a），可见细小点状血管（p）和细小镶嵌图案（m）

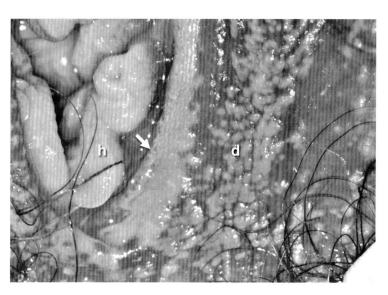

图 2-78　炎症或糖化不良的上皮在处女膜缘（h）上产生醋酸白色变化，延伸至阴唇系带（马蹄形）（箭头）和前庭，形成凸起的白点（d）

一区域：弱、薄、轻度致密、中度致密、致密或非常致密的醋酸白色上皮。

　　与成熟鳞状上皮的分化细胞相比，化生细胞具有更高的细胞核浓度。不成熟化生上皮的醋酸白色通常是苍白、薄、稍不透明或半透明的。不成熟化生上皮通常呈斑片状分布，与周围正常上皮的交界处呈弥漫性。有时候该边界更加清晰，显示地图状外观（图2-76）。不成熟化生上皮的舌状突起通常有更明确的边缘（图2-48）。

　　由于大部分细胞核密集位于上皮的下1/3处，所以醋酸白色出现延迟，并且很快消失。醋酸引起的变化可以恢复，以便进行进一步检查。

　　醋酸白色改变并不特异性见于不成熟化生上皮和再生上皮，也可见于亚临床乳头瘤病毒感染、子宫颈上皮内瘤变和临床前早期浸润性瘤变。

　　不成熟化生上皮中糖原含量低是卢格尔碘溶液应用后碘部分捕获的原因，这取决于化生过程的不同发展阶段。这种聚集性糖原潴留使上皮出现斑点（碘部分阳性区）（图2-79）。

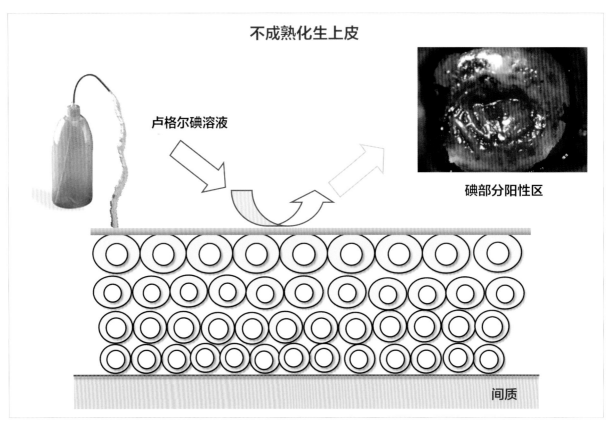

图2-79　应用卢格尔碘溶液后，通过未成熟化生上皮的光路示意图。阴道镜图像显示一个聚集性的糖原潴留，呈现斑点状上皮外观

第 3 章　增生异常上皮

浸润性子宫颈癌出现之前通常有较长时期的细胞异型性，统称为子宫颈上皮内瘤变（CIN）。子宫颈癌前病变有不同的术语（图3-1）：子宫颈上皮内瘤变（CIN）（Richart CIN分级）、子宫颈增生异常（Reagan WHO）或鳞状上皮内病变（SIL）（Bethesda系统）。CIN又进一步分为1、2、3级，而增生异常又分为3组：轻度、中度和重度。Bethesda系统（TBS）创造了"鳞状上皮内病变（SIL）"一词，包括低级别SIL（L-SIL）和高级别SIL（H-SIL）。低级别SIL包括HPV感染和CIN 1，而CIN 2、CIN 3和原位癌（ISC）属于高级别SIL。

了解鳞状上皮化生行为是了解子宫颈癌发生的关键。

在不成熟的化生改变过程中，上皮细胞可能接触到致突变物而变得异常。人乳头瘤病毒（HPV）是与子宫颈癌前病变进展相关的主要感染性病原。

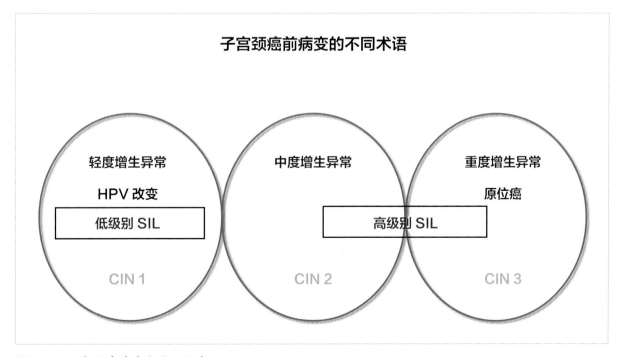

图 3-1　子宫颈癌前病变的不同术语

　　在低级别CIN中，大多数不典型的富蛋白质细胞位于上皮的下1/3处，醋酸无法穿透。与高级别CIN或早期浸润癌相比，醋酸白色现象延迟且强度较低。与不成熟化生上皮相比，低级别CIN相关的醋酸白色上皮更致密、更厚和不透明，变白更快。与CIN相关的醋酸白色病变远离子宫颈外口并离心扩散。

　　在高级病变和临床前浸润性癌中，有大量增生异常的细胞，异常装载核蛋白，到达上皮的表层（图3-2）。醋酸处理后，光被致密的上皮细胞迅速反射，呈现出不透明的灰白色（图3-3）或雪白的外观（图3-4）。醋酸白色的变化很快出现并持续超过1min。这些病变通常有规则且清晰的边缘，有时可以隆起和展开。

　　高级别增生异常上皮或多或少地显示细胞层成熟的完全缺失，糖原含量消失或显著下降。因此，使用卢格尔碘溶液会导致呈现芥末黄或藏红花黄色外观（图3-5）。没有碘染色的高级别病变被称为Schiller试验阳性或碘阴性区。

　　在进行活检或烧蚀手术之前，必须进行碘染色，以保证健康黏膜的边缘没有病变。需要指出的是，Schiller试验对所有阴道皱襞的评估非常有用，尤其是在出现轻微醋酸白色化的碘阴性区。此外，碘染色可以帮助低年资的阴道镜医师定位异常区域，确定阴道镜下的可疑病变。尽管如此，许多阴道镜医师已经停止了进行Schiller试验，他们认为这是一个非特异性的试验，不会给阴道镜的评估提供更多的信息。

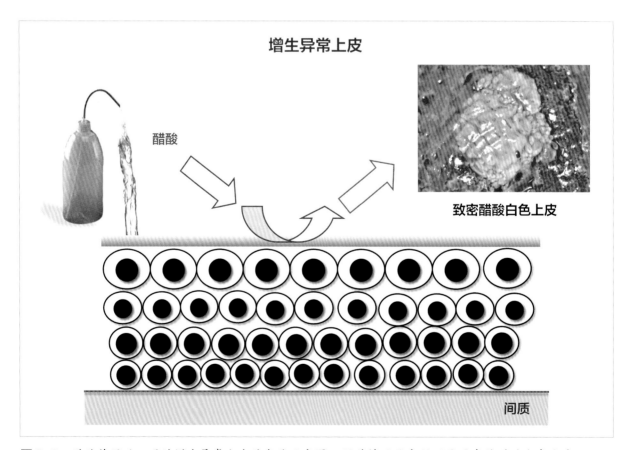

图3-2　醋酸作用后，通过增生异常上皮的光路示意图。阴道镜下子宫颈可见致密的醋酸白色上皮

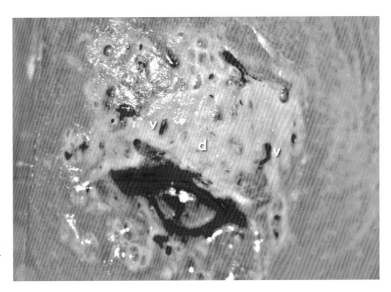

图 3-3　致密的醋酸白色上皮（d），具有突兀出现和消失的非典型血管（v）。组织学表现为 CIN 3/ISC

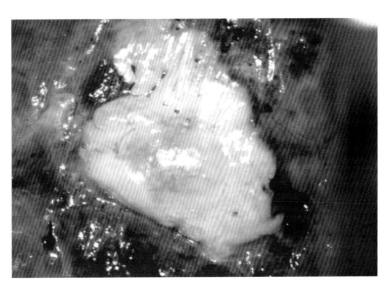

图 3-4　呈雪白外观的致密醋酸白色病变（CIN 3）

碘染色可能会模糊非常微小的血管细节，并且很难用来区分缺乏糖原的萎缩黏膜和碘阴性的增生异常区域。此外，由于插入阴道窥器引起的子宫颈损伤可能导致碘阴性区。

醋酸白色病变可能与特征性的血管模式有关，如点状血管和（或）镶嵌图案。血管模式的改变与组织学改变密切相关。

在不典型转化区，增生异常上皮细胞开始以芽或团块的形式生长。由于增生异常，该组织的营养需求增加，单个间质乳头不再变平，而是变宽、变长，大小和形状更加不规则。

它们有时会使上皮升高，呈现微乳头状或疣状外观。毛细血管的顶部残留有一薄层上皮，这些毛细血管可能被限制在变长的间质乳头内。认识在非典型转化区出现的这些组织学异常对于医师理解点状血管和镶嵌图案是必要的。点状血管和镶嵌图案可以分为精细型和粗大型。

间质乳头内的毛细血管可能在接近表面处发生扩张和增殖，在应用醋酸后，毛细血管在白色或不透明背景上以红点状图案出现。这种非典型结构就是点状血管模式（图3-6）。

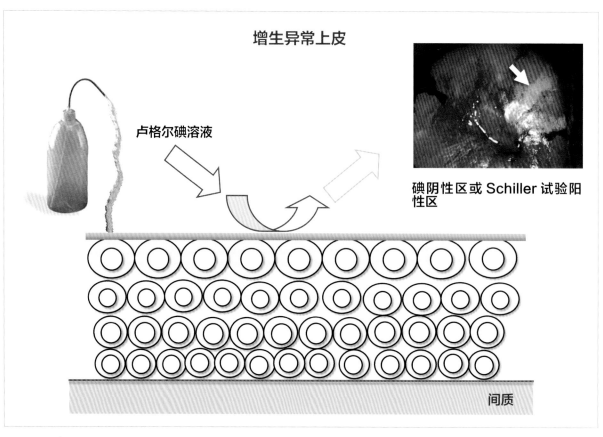

图 3-5 卢格尔碘溶液作用后，通过增生异常上皮的光路示意图。阴道镜下显示碘阴性区（箭头）

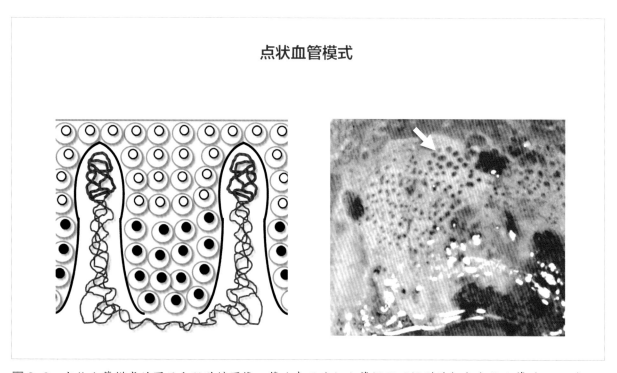

图 3-6 点状血管模式的图示和阴道镜图像。箭头表示毛细血管间距不规则的粗大点状血管（CIN 3）

表 3-1　2011 年 IFCPC 术语——2011 年 7 月 5 日在里约世界大会上通过
（命名委员会主席：Jacob Bornstein 博士）

		2011年IFCPC阴道镜检查子宫颈术语	
一般评估		• 检视充足/不足的原因……（即子宫颈被炎症、出血、疤痕所掩盖） • 鳞-柱状交接部可见性：完全可见、部分可见、不可见 • 转化区类型：1型、2型、3型	
正常阴道镜结果		原始鳞状上皮 　• 成熟 　• 萎缩 柱状上皮 　• 异位 化生鳞状上皮 　• 子宫颈腺囊肿 　• 隐窝（腺体）开口 妊娠期蜕膜病	
异常阴道镜结果	**一般原则**	病变定位：转化区内或转化区外，按时钟方向位置定位病变 病灶大小：病灶覆盖的子宫颈象限数，病变的大小占子宫颈的百分比	
	1级，轻微	薄层醋酸白色上皮 不规则，地图状边界	细小镶嵌 细小点状血管
	2级严重	致密的醋酸白色上皮 醋酸白色迅速出现 袖口状隐窝（腺体）开口	粗大镶嵌 粗大点状血管 锐利的边缘 内边界征象 脊状征象
	非特异性	白斑（角化、角化过度），糜烂 卢格尔碘溶液染色（Schiller试验）：染色/未染色	
可疑浸润		不典型血管 附加征象：血管脆弱、表面不规则、外生性病变、 　　　　　坏死、溃疡（坏死性）、肿瘤/新生物	
其他发现		先天性转化区 湿疣 息肉（外子宫颈/内子宫颈） 炎症	狭窄 先天性畸形 治疗后的结果 子宫内膜异位症

　　根据反映病变严重程度的毛细血管间距离和扩张血管的大小，点状血管可以是细小的或粗大的（2011年IFCPC术语）（表3-1）。在细小点状血管中，细小的点状物紧密地连在一起（图3-7），而在粗大点状血管中，淤点更大且广泛分散（图3-8）。

　　如前所述，在化生成熟或愈合过程的新血管形成中，可以看到从子宫颈外口放射状排列的细小点状血管（图2-41）。低级别SIL可产生中间类型的点状血管，有不同程度的毛细血管间距，因此有时很难将点状血管归类为细小的或粗大的。

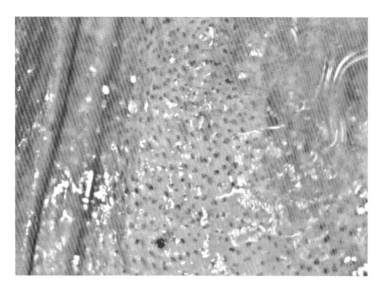

图3-7 细小点状血管模式显示细点状结构，毛细血管间距规则

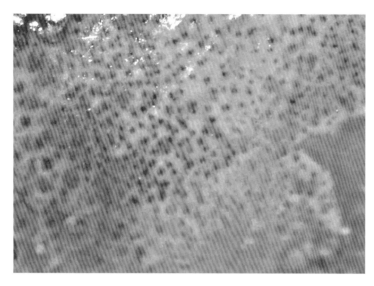

图3-8 粗大点状血管，有大且广泛分散的瘀点

在炎症状态下细小点状血管（图2-77）、毛细血管凸显（图3-9）或弥漫性扩张的发卡状毛细血管（图3-10、图3-11）于外子宫颈广泛可见。通常，这些毛细血管成簇聚集成斑块状，散布于子宫颈（图3-12）、阴道（图3-13）和外阴（图3-14）处，或可累及整个前庭（图3-15）。这些毛细血管排列紧密，正常上皮与异常上皮之间无明显边界。在有炎症的情况下，这些覆盖子宫颈和阴道的红色斑点在形状和分布上各不相同，其原因是间质的斑片状浸润，并伴有扩张的毛细血管。

在更年期或药理学诱发的严重营养不良的情况下，也可观察到斑片状的毛细血管和血管凸显（图3-16）。直接显微镜检查可能有助于做出正确的诊断，显示以基底细胞和旁基底细胞为特征的萎缩细胞模式，而无任何感染证据（图3-17）。细小或粗大点状血管也可分别见于低级别和高级别肛门上皮内瘤变（AIN）（图3-18）中。

在组织学异常中，点状血管通常局限于一个界线分明的区域，与正常上皮明显分离。在高级别病变中，粗大点状血管可能高于周围异常上皮平面，以乳头的形式出现（图3-19）。这种阴道镜下改变被称为乳头状点状血管。

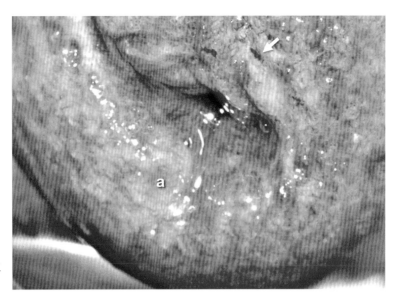

图 3-9　毛细血管凸显（箭头）和弥漫性微弱的醋酸白色是由炎症引起的

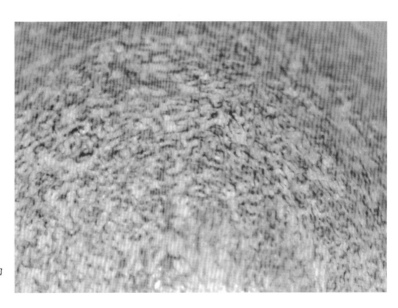

图 3-10　因炎症而产生扩张的毛细血管和细小点状血管

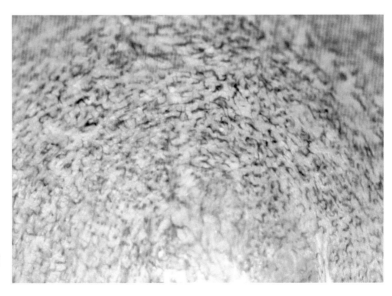

图 3-11　前一个病例在绿色滤光器辅助下呈现的生理盐水阴道镜检查图像

49

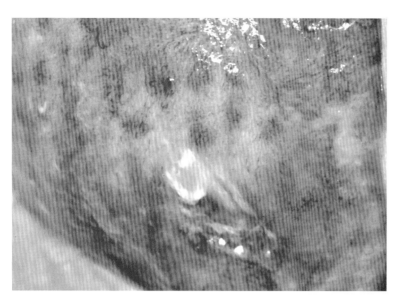

图 3-12 散布在子宫颈上的斑片状毛细血管。直接显微镜检查发现假丝酵母菌感染

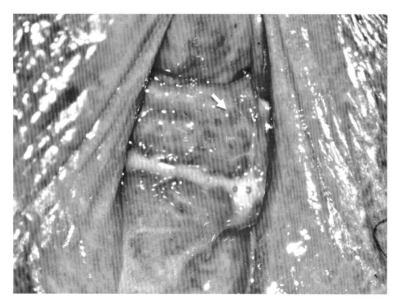

图 3-13 由于阴道毛滴虫感染，扩张的毛细血管斑块累及阴道壁

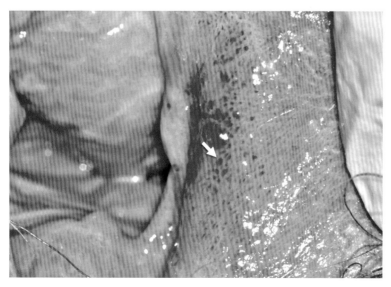

图 3-14 炎性斑块状毛细血管（箭头）累及左侧小阴唇内侧

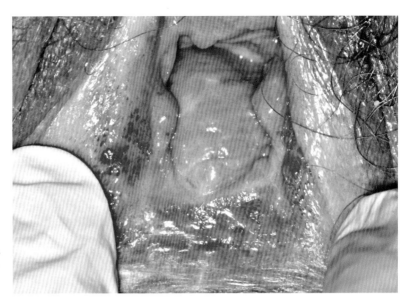

图 3-15　外阴假丝酵母菌病使小阴唇黏膜表面和阴唇系带上产生广泛的扩张毛细血管斑块

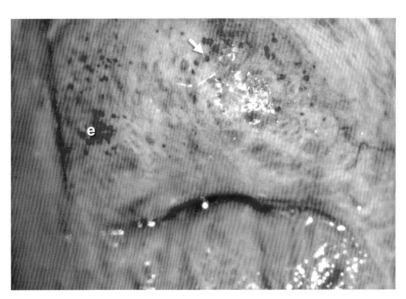

图 3-16　更年期子宫颈营养不良，显示斑块状扩张的毛细血管（箭头）和血管渗出（e）

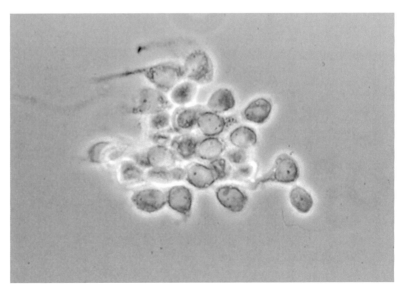

图 3-17　这张显微照片显示了一种萎缩细胞模式，其特征是一个基底细胞簇

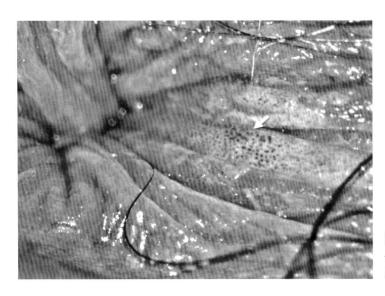

图 3-18　肛周醋酸白色区域，带粗大镶嵌图案（箭头）。穿刺活检显示为高级别肛门上皮内瘤变

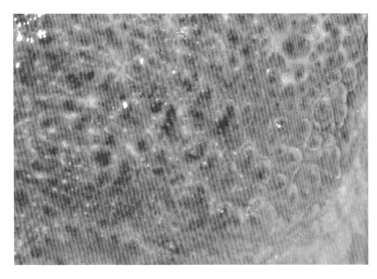

图 3-19　乳头状点状血管，特征是从周围异常上皮平面上突起的粗大点状血管，以乳头的形式出现。组织学表现为原位癌，早期间质浸润

在镶嵌模式中，血管在间质乳头嵴内呈树枝状排列，在异常上皮的芽周围形成篮网状结构，平行走行于表面，划分出镶嵌样无血管区（图3-20）。经醋酸处理后，上皮芽呈白色小鹅卵石状，被前述血管包围，形成镶嵌状无血管区。鹅卵石的大小和形状可能是规则的，也可能是不规则的，这取决于潜在异常的程度。这两种模式包括中等程度血管改变的阴道镜检查结果，将细小镶嵌和粗大镶嵌区分开来（2011年IFCPC术语）。

在细小的镶嵌模式中，可见间质中的血管为彼此接近的口径均匀的毛细血管网状结构，包围规则的上皮鹅卵石形状（图3-21）。细小的镶嵌可能变成一个非醋酸白色化的成熟化生上皮。在进行性改变过程中，可以在微弱的醋酸白色上皮或完全成熟的化生上皮上观察到细小的血管结构。这一发现被称为镶嵌基底（图3-22）。

粗大镶嵌的特征是上皮"瓷砖"更不规则，看起来更大，尺寸变化大（图3-23），并且经常可见凸起（图3-24）。上皮"鹅卵石"之间的褶皱间隙更宽，呈强烈的红色。毛细血管间距取决于病变的严重程度。

镶嵌模式

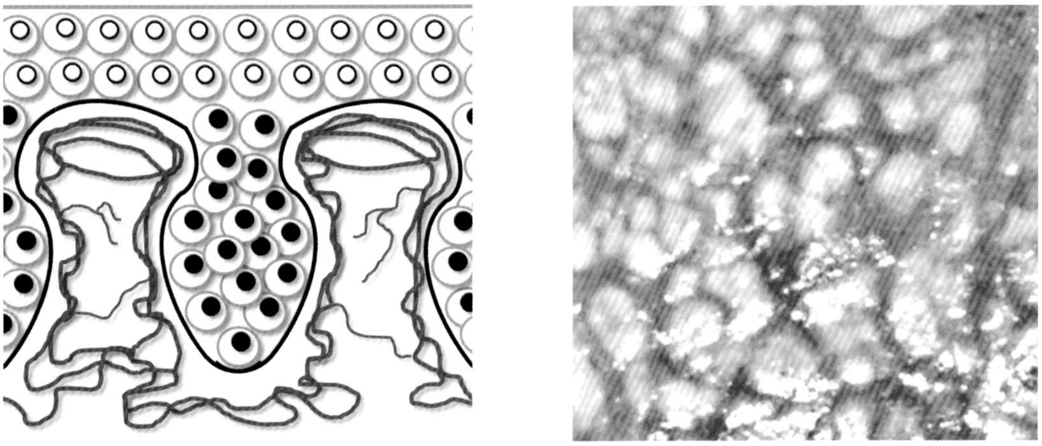

图 3-20　粗大镶嵌的图示和阴道镜下表现

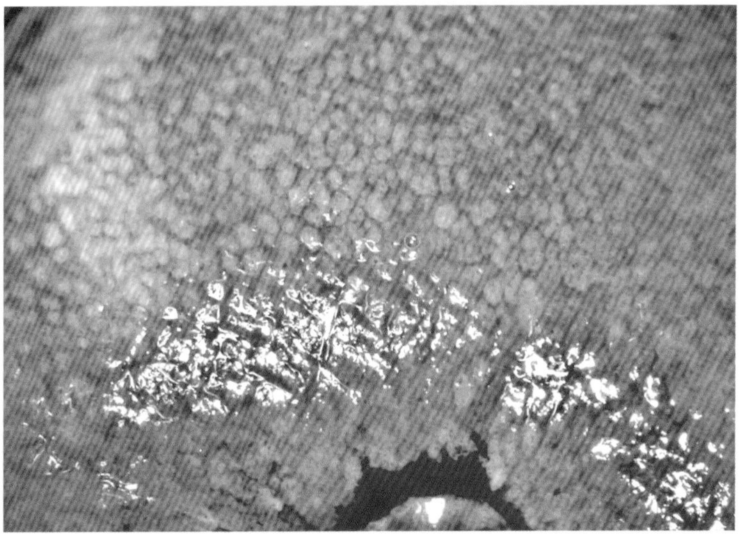

图 3-21　显示规则鹅卵石状的细小镶嵌，周围有口径均匀的毛细血管

　　粗大点状血管和粗大镶嵌通常发生在高级别SIL和早期的临床前浸润性癌中。当这两种血管模式在同一区域重叠时，可以在每个镶嵌"瓷砖"的中心看到扩张的毛细血管环，被称为"脐"（图3-25）。

　　反向镶嵌是一种罕见的阴道镜检查表现，因为它存在时间短，提示不典型化生的起始（图3-26）。它的特征是柱状乳头的顶端呈小红色岛屿状，被白色化生鳞状上皮所包围。当不典型上皮进展时，反向镶嵌很快变成点状血管或镶嵌。

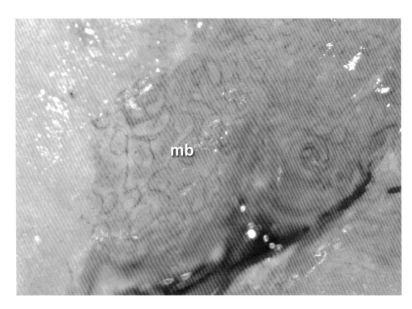

图3-22　成熟化生上皮上的细小血管纹理是镶嵌基底（mb）的特征

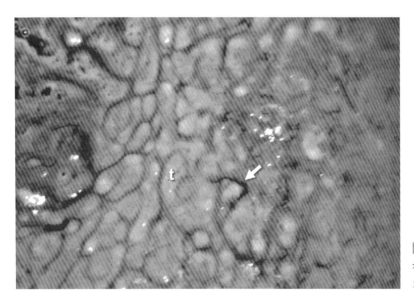

图3-23　带有不规则"瓷砖"（t）和不同口径毛细血管（箭头）的粗大镶嵌

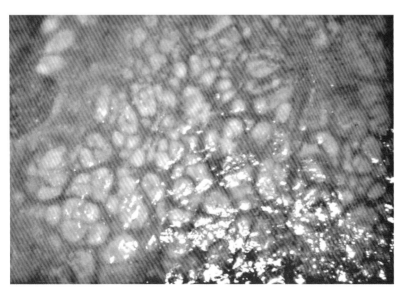

图3-24　这种粗大镶嵌的"瓷砖"大小不一，而且凸起。组织学上显示为 CIN 3

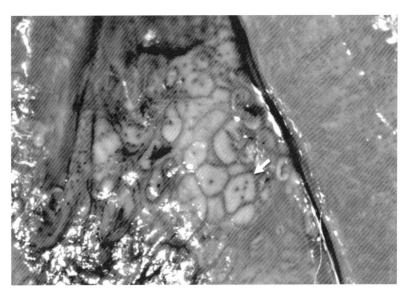

图 3-25　粗大镶嵌和点状血管模式重叠（箭头）。这种阴道镜下表现被称为脐。病变由 HPV 感染 / CIN 3 组成

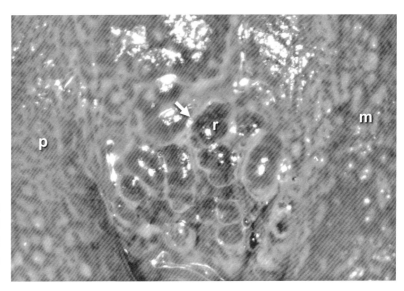

图 3-26　反向镶嵌，特征为凸起的小红色区域（r），被醋酸白色化生上皮包围（箭头）。这种阴道镜下表现与点状血管（p）和镶嵌血管模式（m）相关

　　细小点状血管常与均匀的细小镶嵌相结合，粗大点状血管可与同一病变中的粗大镶嵌共存。这并不奇怪，因为点状血管和镶嵌模式在转化区内向类似的不典型方向发展。即使血管改变代表了子宫颈肿瘤发展过程中的第一形态学特征，也有必要指出，正常上皮内和转化区外也可能存在点状血管和镶嵌，但TZ内相同的血管模式更可能代表上皮不典型性。

　　另一方面，许多鳞状上皮内病变和腺体不典型性疾病在阴道镜下未见不典型血管（图3-27、图3-28）。

　　值得注意的是，单纯阴道镜检查结果不能代替任何一个病变的病理诊断。

　　一些特殊的解剖条件会限制阴道镜检查。临床上可见一些由于纤维束带造成的先天性阴道狭窄（图3-29）限制了对子宫颈的完整检查，或者是全子宫切除术后，可能会妨碍对阴道穹隆进行完整

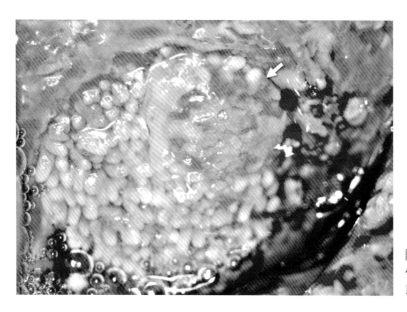

图 3-27　尽管没有任何不典型血管，但醋酸白色乳头上的平滑隆起区（箭头）被证实是原位腺癌

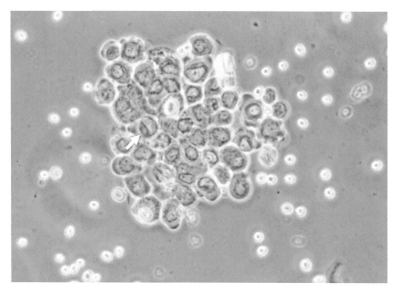

图 3-28　湿封片显示原位腺癌中的肿瘤细胞簇。细胞核大小不同（不等核症），有偏心性特征（箭头）

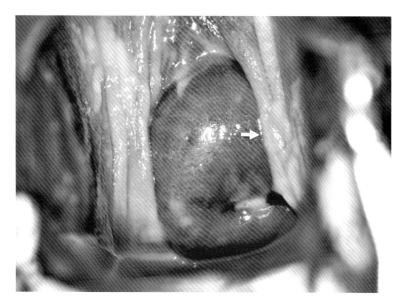

图 3-29　先天性纤维束带（箭头）会限制对子宫颈的全面检查

检查。在这种情况下，阴道穹隆经常在3点钟方向和9点钟方向位置出现黏膜凹陷（图3-30）。这些通常被称为"狗耳"的侧壁凹陷必须用Desjardin或Kogan钳子检查，并在进行巴氏涂片时仔细搔刮，因为该处可能隐藏肿瘤（图3-31）。

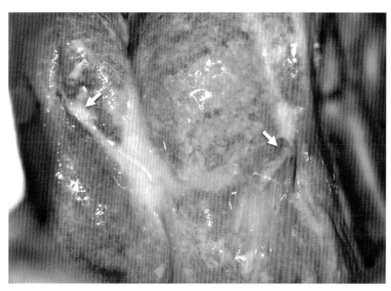

图 3-30　子宫切除术后的阴道穹隆。显示被称为"狗耳朵"的侧窝（箭头）

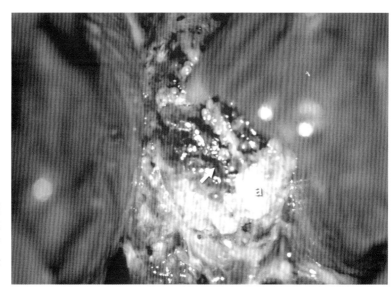

图 3-31　子宫切除术后的阴道侧窝，内有一个外生性组织，表面不平，有致密的醋酸白色区（a）和扩张的不典型血管（箭头）。切除活检病理证实为鳞癌

第4章 早期间质浸润与浸润性子宫颈癌

当肿瘤细胞侵入上皮下间质而没有出现症状和（或）体征时，阴道镜检查对于诊断早期或临床前浸润性病变（主要是在宫颈上皮内瘤变之前）具有重要价值。

不幸的是，阴道镜下的变化有时出人意料地少。大多数侵袭性病灶起源于子宫颈腺体内的CIN，较少发生于上皮表面。阴道镜能否检查到早期间质浸润（ESI）的小病灶取决于病变范围。在不典型区域内增生成分、上皮或结缔组织中占优势的成分决定了不同的阴道镜检查结果。由于快速增殖细胞代谢需求的增加，新生血管导致局部充血和毛细血管间距缩短。在这个阶段，阴道镜检查可能会发现局限的、粗糙的充血区域，接触后会出血。不典型血管的局灶性聚集高度可疑为ESI。

当应用醋酸后红色区域强烈变白时，应怀疑出现更严重的组织学病变（图4-1），而发炎的区域仅在一定程度上变白，边缘模糊。可疑的红色区域必须与炎性丘疹区分开，炎性丘疹表现为局限性和隆起的红色病变（图4-2）。组织学上，渗出物主要由淋巴浆细胞、嗜酸性粒细胞和梭形细胞增殖组成。

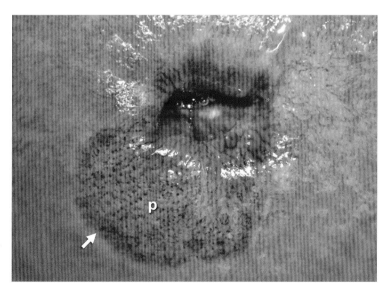

图4-1 箭头所指的强烈红色区域显示一个点间距不规则的点状血管图案（p）。组织学报告显示为原位癌

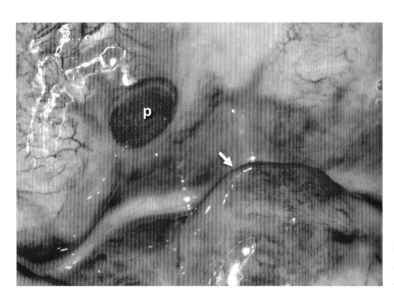

图4-2 炎性丘疹（p）表现为边界清楚的红色隆起病变。箭头表示子宫颈后唇局部肥大

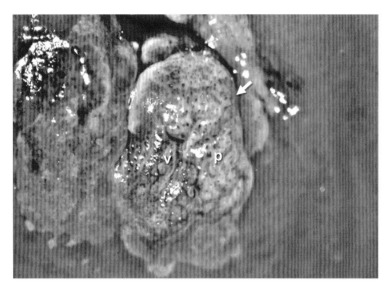

图4-3 有不典型血管（v）和粗大点状血管（p）的膨出醋酸白色病变（箭头）。组织学上为微浸润癌

随着异常细胞增殖的进展，血管间隙上扩张的肿瘤上皮细胞呈现不规则肿块外观，压迫和扭曲血管，其中一些血管消失。由此产生的缺血性坏死是黏膜完整性缺失的原因。

在阴道镜下，这些结构紊乱导致出现轻微不均匀或结节状表面的厚的醋酸白色区域，有毛细血管凸显或接触性出血。有时可能无法将白垩色区域指定为点状血管或镶嵌。如果病灶主要是外生的，微浸润癌可能在表面产生一个小的隆起（图4-3）。较大的肿瘤可以产生一个不典型血管的局限性息肉样病变（图4-4、图4-5）。

这些上皮细胞紊乱与毛细血管间距增宽、大的无血管区、溃疡和血管异常相关。不典型血管呈杂乱分布，在口径、形状、大小、走行及相互排列上极度不规则，毛细血管间距远大于正常上皮及低级别不典型增生，且更多变。树枝状分枝血管的直径不是稳定地减小，而是突然变小，然后又突然张大成更粗的血管。不典型的血管可能呈现尖锐的不规则的弯曲、宽度明显波动、角度变化、收缩和扩张，或者可能突然出现和消失（图4-3）。可以看到形状奇特的血管，如宽发卡状、意大利面状、线状、根状、卷须状、螺旋钻状、逗号状和蝌蚪状等。

　　不典型血管的出现通常是浸润的最初征兆，但需要指出的是，在子宫颈回缩的内生型病变中，即使在应用醋酸后出现厚的白垩色区域，也可能检查不到血管异常。

　　大多数浸润癌可通过裸眼检查发现，无须阴道镜检查。进展期浸润性癌表面可表现为结节样（图4-6）或息肉样，伴有或不伴有外生型生长模式。在外生型浸润癌中，肿物表面轮廓不均匀，通常像菜花一样不规则地裂开。外生型肿物表面呈菜花状是最常见的类型（75%）。组织通常易碎，血管不典型且脆弱。间质乳头在醋酸的作用下呈强烈的白色，可能融合在一起，形成不规则块状。当乳头更细、更规则时，恶性肿瘤可类似于肥大的暴露上皮（图4-7）。息肉样鳞状细胞浸润

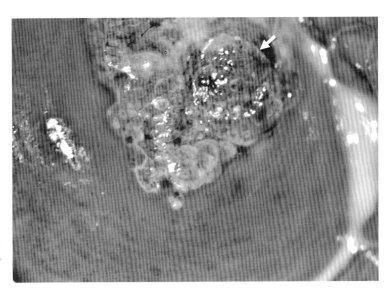

图 4-4　箭头所示病变可能被误认为是息肉，但粗大点状血管有助于获得正确诊断。组织学上为微浸润癌

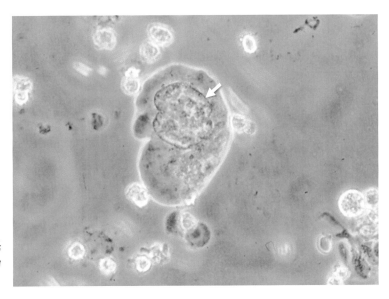

图 4-5　湿封片外观显示微小浸润癌中一个轮廓不规则（箭头）的巨大细胞核

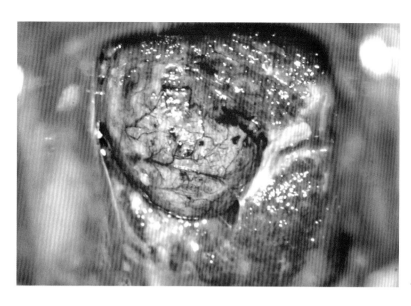

图 4-6 病灶表面呈结节状，有异常的血管和毛细血管凸显。诊断为鳞状细胞浸润癌

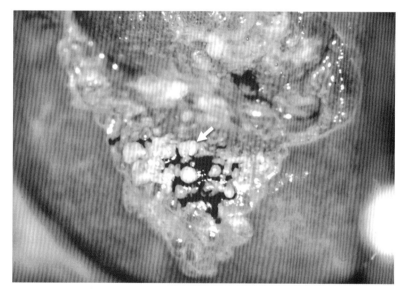

图 4-7 一旦使用醋酸，间质乳头呈强烈的白色（箭头），部分融合。组织脆，易碎，布满毛细血管。组织学上为鳞状细胞浸润癌。恶性病变可能类似于肥大的暴露上皮

癌可能被误认为是大的良性子宫颈息肉（图4-8、图4-9）。在这种情况下，血管模式和使用薄探针（Chrobak探针）可能有助于正确诊断。与良性息肉接触时，探针会遇到弹性阻力；而与恶性病变接触时探针会像刺入黄油一样。

伴表面溃疡或角化过度的扁平内生型浸润癌，在阴道镜检查中诊断可能较困难。转化区内具有边界清楚、易损的浅表溃疡时，必须怀疑为浸润癌。

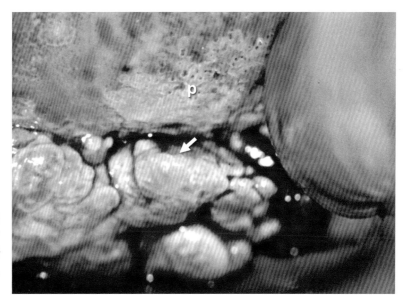

图 4-8　息肉样鳞状细胞浸润癌（箭头）可能类似一个大的良性宫颈息肉。子宫颈前唇可见致密的醋酸白色上皮，有粗大点状血管。点状血管的大小及间距均不规则（p）

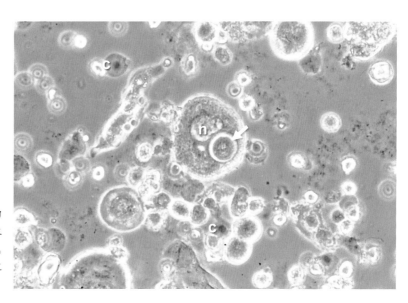

图 4-9　湿封片显微镜检查显示细胞相噬。细胞核边缘不规则的恶性细胞吞噬了较小的细胞（箭头）。相邻细胞大小不同，含有染色质聚集的细胞核（c）

第5章 腺体病变

子宫颈原位腺癌（AIS）和微浸润腺癌没有任何特征性阴道镜表现。这些腺体病变的诊断难度大于鳞状细胞癌。基于上述原因，尽管它们越来越多地被细胞学检测到，但大多数腺体病变通常是在CIN切除手术中偶然发现的。此外，在某些情况下，通过组织学也很难区分AIS和微浸润癌。原位腺癌常与CIN共存。

大多数腺体病变起源于转化区，因此早期外生型腺癌的小病灶可能类似于单纯的腺体异位（图5-1）。出现单个或融合的增大柱状上皮乳头（图5-2）时，必须怀疑腺体病变，乳头呈离散斑片状，在应用醋酸后呈强烈白色，与周围粉白色柱状绒毛形成鲜明对比。

在表面不均匀的致密醋酸白色区，出现紧靠的、多发袖口状腺体开口，或在柱状上皮中发现大的腺体开口，或存在斑驳的片状红白病变，隐藏有小的乳头状排泄物的情况下，阴道镜下应怀疑为腺体病变。腺癌可表现为隆起的息肉样或乳头状醋酸白色病变，伴有不典型血管，不典型血管表现

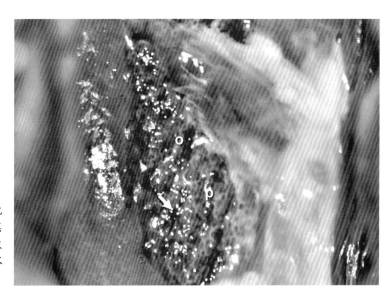

图 5-1　转化区内的外生型腺癌可能类似单纯的腺体异位，但观察到突然消失的非典型血管（箭头）、粗大点状血管（p）和毛细血管凸显（o），应怀疑恶性

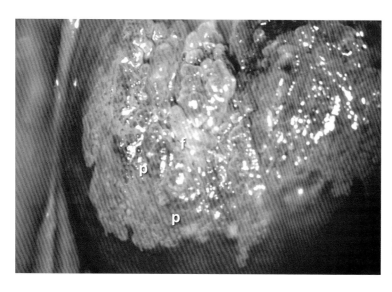

图 5-2 使用醋酸后，增大且融合的乳头（f）变成强烈的白色。病灶处可见粗大点状血管（p）。组织学上为腺癌

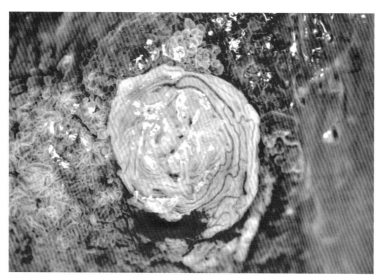

图 5-3 腺癌以乳头状病变的形式表现为隆起的醋酸白色病变，伴有不典型血管，显示异常的走行，与周围的柱状上皮形成鲜明对比

为不同口径、方向改变、异常的走行（图5-3）、螺旋状和逗号样改变。应该指出的是，在腺癌的早期，血管可能不会显示出任何不典型形态，毛细血管间距通常保持正常。有时无法观察到血管模式（图5-4）。

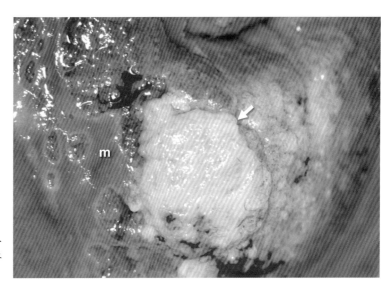

图 5-4　在这种隆起的醋酸处理后呈现强烈白色的病变中，没有观察到血管改变。切除活检组织学结果为腺癌

第6章 角化病

　　角化病，又称白斑，由于存在角蛋白，是在使用醋酸之前，即可辨认的一种白色上皮。角化病通常是特发性的，但可能由雌激素刺激、炎症、反复阴道感染、慢性异物刺激、人乳头瘤病毒感染甚至鳞状细胞肿瘤引起。组织学上，白斑是由角化过度和角化不全引起的，两者都以细胞高度角化的细胞质为特征（图6-1）。角化过度表现为无核或仅显示核影的角质细胞（图6-2）。

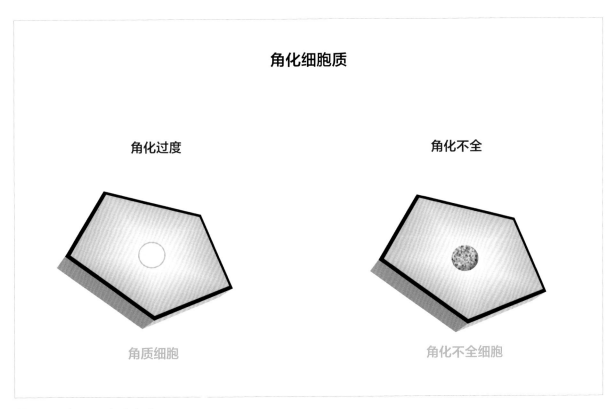

角化细胞质

角化过度

角质细胞

角化不全

角化不全细胞

图 6-1　角化细胞质的图示

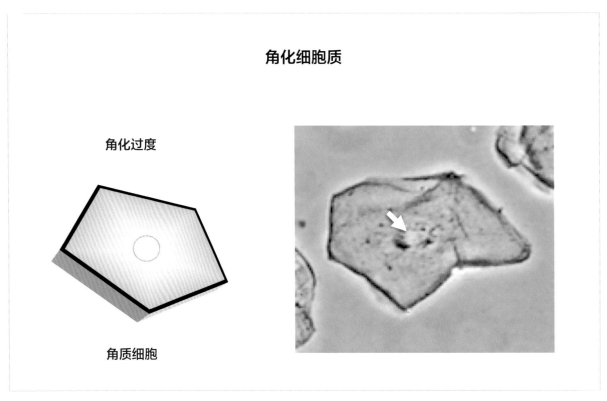

图 6-2 无核角质细胞的图示和显微照片。仅能见到核影（箭头）

角化不全，以角化不全细胞为特征，与角质细胞一样，角化不全细胞具有高度角化的细胞质，但仍含有一个活的细胞核（图6-3）。组织学上，角化病常伴有棘皮病，棘皮病表现为复层鳞状上皮的棘细胞层细胞数量增加，细胞核拥挤（图6-4）。

白斑可能很薄，通常不明显（图6-5）；或者很厚，表面不均匀（图6-6）。不同程度的角化病可能出现在同一区域，当角质层脱落时，就会出现点状血管（图6-7）。

所有厚的白斑都应进行活检，以排除不典型病变，如高级别CIN或恶性肿瘤（图6-8）。有时在肿瘤病灶上方可见厚的不规则角化现象（图6-9）。

角化病一词比白斑更可取，因为角化病并不总是以一个界线分明的白色区域的形式出现，还可能表现为边缘弥漫的白色上皮，或在子宫颈（图6-10）、阴道（图6-11）上以散在的细颗粒的形式出现。角化病不仅累及子宫颈，还累及阴道（图6-12）、外阴（图6-13）和肛门（图6-14）。

角化细胞质

角化不全

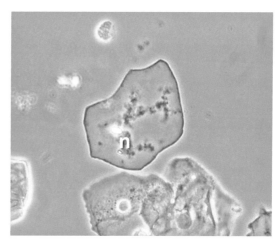

角化不全细胞

图 6-3　角化不全细胞的图示和显微照片，细胞有一个活的细胞核（n）

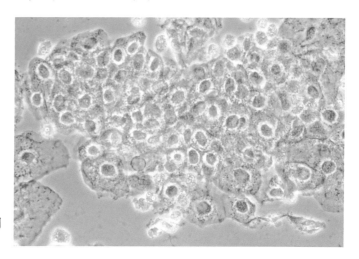

图 6-4　一片棘细胞的直接显微镜下观察图像，含有特征性的密集细胞核

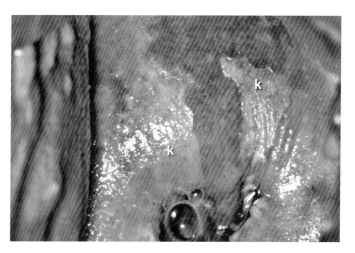

图 6-5　薄角化病（k）

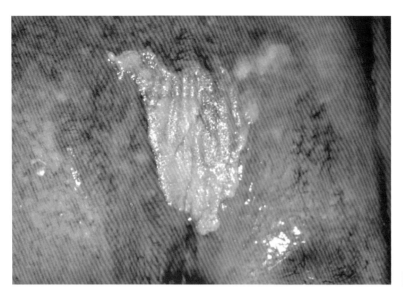

图 6-6　厚角化病

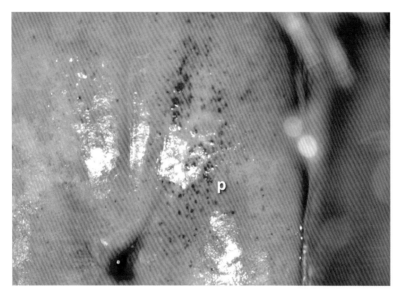

图 6-7　角质层剥落时，出现点状血管（p）

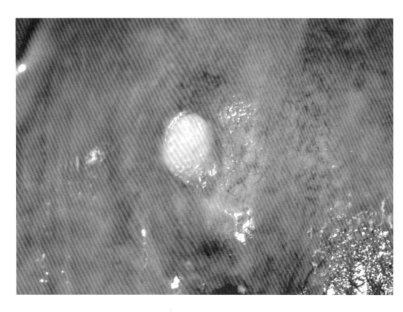

图 6-8　厚角化病的界线分明的区域。角蛋白覆盖了一个下层的原位癌

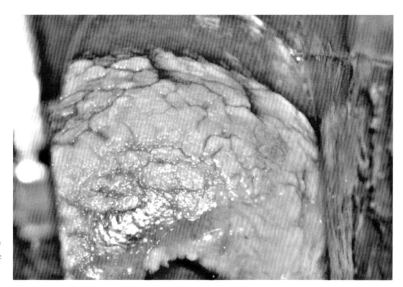

图 6-9 广泛和致密的厚角化病。活组织检查显示有一个小区域为鳞状细胞直接浸润癌

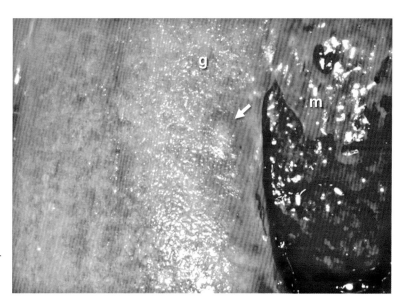

图 6-10 子宫颈上散在角化颗粒（g）。箭头表示腺囊肿。浅醋酸白色，不成熟化生上皮（m）

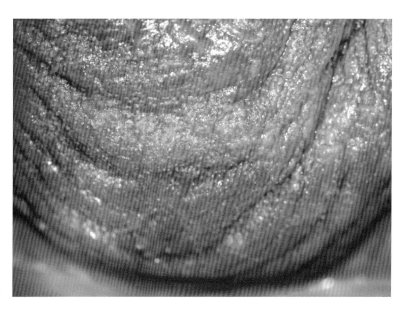

图 6-11 广泛分布的阴道角化颗粒

73

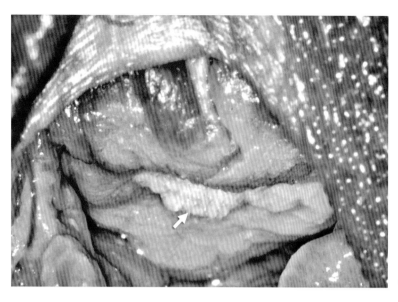

图 6-12 阴道前壁厚而不规则的角化（箭头）

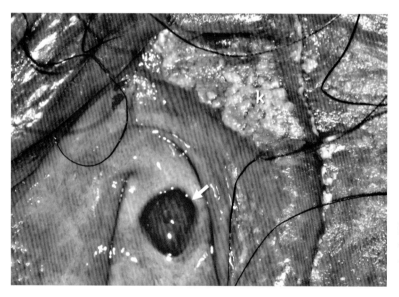

图 6-13 绝经后女性受硬化性苔藓影响累及外阴阴唇的厚角化病（k）。箭头表示后尿道口（尿道肉阜）的良性红色充血性外生物

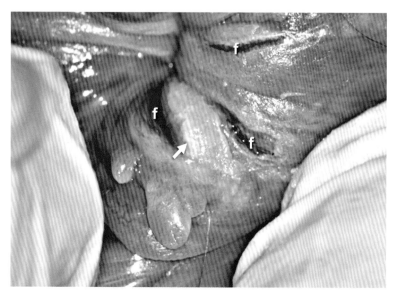

图 6-14 不同程度的肛门角化病（箭头）。肛周裂（f）

第7章　子宫内膜异位症

　　一些手术如活检或烧灼后焦痂脱落可导致子宫颈上皮中断，从而使子宫内膜组织种植。这种情况被称为子宫内膜异位症，可能会产生子宫内膜病灶、囊肿或溃疡。

　　当子宫内膜异位症位于子宫颈间质深处时可检测到子宫内膜病灶，在鳞状上皮下可见边界清楚的蓝色斑点（图7-1）。罕见的子宫颈蓝痣（图7-2）可能与子宫内膜病灶区相似。子宫内膜囊肿通常是单发的，小于1cm，呈红色或紫色。

　　子宫内膜囊肿必须与电热疗后出血性渗出区分开来，后者通常是多发性的，并且特征性地分布在子宫颈外口周围（图7-3）。出血性子宫颈腺囊肿可能与子宫内膜囊肿相似，但前者的表面通常显示有规则的血管网（图7-4）。子宫内膜溃疡是由囊肿破裂引起的。

　　阴道镜诊断子宫内膜异位症后应行组织学检查来证实，组织学检查可显示鳞状上皮下典型的子宫内膜腺体组织。

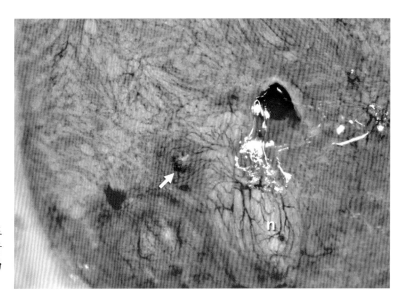

图7-1　子宫内膜异位症的病灶在鳞状上皮下呈局限性蓝色点状（箭头）。深部子宫颈腺囊肿（n）表面可见直径逐渐减小的树枝状血管

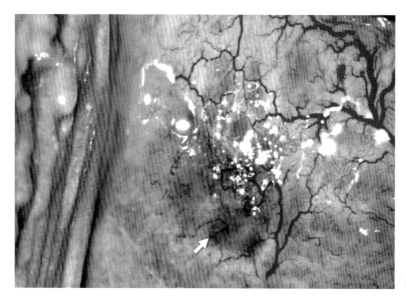

图 7-2　子宫颈蓝痣（箭头）

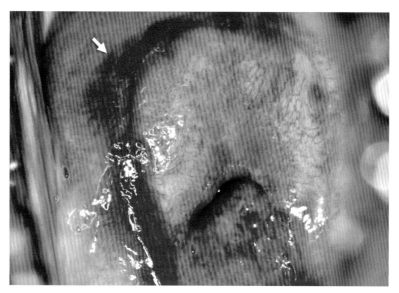

图 7-3　出血性渗出（箭头），特征性分布在子宫颈外口周围

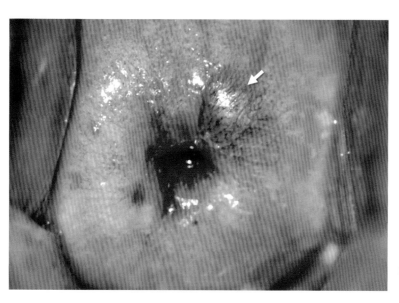

图 7-4　出血性子宫颈腺囊肿（箭头），其表面有规则的血管网

第8章　肉芽组织

　　肉芽组织是一种充血的过度生长组织，经常致痛。子宫切除术（图8-1）后，或阴道（图8-2）、外阴壁（图8-3）缝合处（如外阴缝合术）发生组织修复时，沿着缝合线出现广基和边界清晰的隆起。由于其血管密度高，接触时经常出血，因此应切除。子宫切除术后，必须特别注意沿阴道穹隆缝合部位出现的肉芽组织，因为在罕见的情况下，癌组织可能类似肉芽组织。

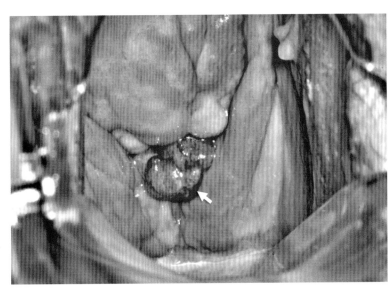

图8-1　子宫切除术后阴道穹隆处的肉芽组织（箭头）

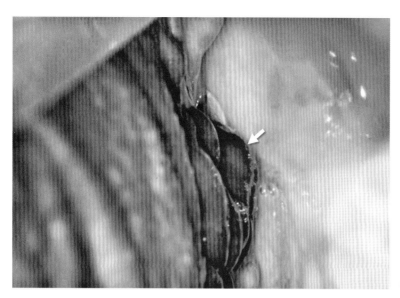

图8-2 外阴缝合术后，阴道右侧壁的广基肉芽组织（箭头）

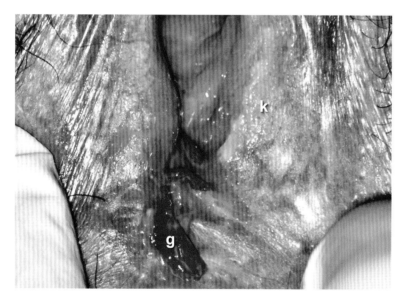

图8-3 外阴缝合术后沿缝合线出现的息肉样肉芽组织（g）。小阴唇和阴唇系带的外侧面被薄角化病（k）所累及

第 9 章　阴道腺病

阴道内腺组织的异位被称为阴道腺病。这些罕见病例在阴道镜检查时可见纯柱状上皮有分泌黏液的隐窝开口，或柱状上皮与化生上皮组织的混合（图9-1）。对于这种阴道异常，建议进行活检，因为阴道腺病与原发性阴道癌很难区分。

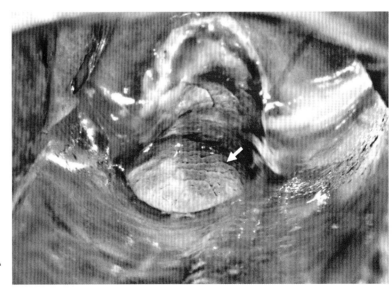

图 9-1　阴道后壁腺病（箭头）表现为柱状上皮与化生上皮组织的混合

第10章 子宫颈阴道感染

子宫颈阴道感染是妇科疾病最常见的病因。

在不同个体之间，甚至在同一个体的不同生命时期，阴道分泌物在质量和数量上都有很大的差异。在正常条件下，阴道的主要菌群是产生过氧化氢的乳酸杆菌（图10-1）。过氧化氢对于种类繁多的微生物是有毒的，因为它与氧气的相互作用可产生有毒的羟自由基。大量的乳酸将阴道正常pH维持在3.8~4.4。

阴道乳酸杆菌病

阴道乳酸杆菌病不是一种阴道感染疾病，它是由乳酸杆菌过度生长引起的，但它类似真菌感染，临床表现为有恼人的、大量的乳白色分泌物（图10-2），患者感觉持续的外阴潮湿，并且常有外阴和阴道瘙痒。

阴道乳酸杆菌病有阴道假丝酵母菌病的症状和体征，对于抗真菌药物无反应的患者，应怀疑有阴道乳酸杆菌病。阴道乳酸杆菌病也称为乳酸杆菌过度生长综合征或细胞溶解性阴道病。此病病因不明，患病率约为15%。

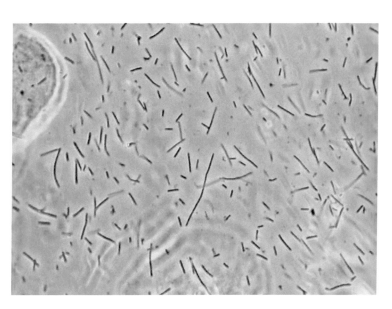

图 10-1　乳酸杆菌的显微照片

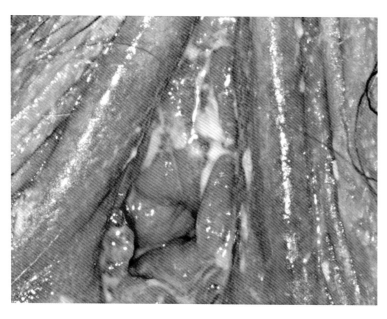

图 10-2 大量乳状分泌物和外阴阴唇充血的表现与假丝酵母菌病相似。直接显微镜检查证实为阴道乳酸杆菌病

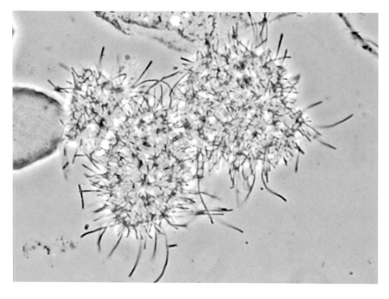

图 10-3 湿封片法观察，可见丝状乳酸杆菌黏附在鳞状细胞上

阴道乳酸杆菌病的特征是在阴道湿封片（图10-3）中存在大量且比正常乳酸杆菌长得多的（丝状）乳酸杆菌，导致阴道上皮细胞溶解。

如果阴道乳酸杆菌病被误认为是真菌感染，抗真菌治疗时的过敏反应可能会导致持续的症状，这些症状被错误地认为是由酵母菌引起的。湿封片显微镜检查能立即区分这两种不同的情况，而且能避免进行不必要的甚至有害的药物治疗。

细菌性阴道病

细菌性阴道病（BV）是全世界育龄女性阴道分泌物异常最常见的原因，占40%～50%。BV通常处于亚临床状态，至少有一半的病例没有症状。

这种常见的感染是阴道菌群复杂变化所致的结果。当正常占主导地位的产生过氧化氢的乳酸杆

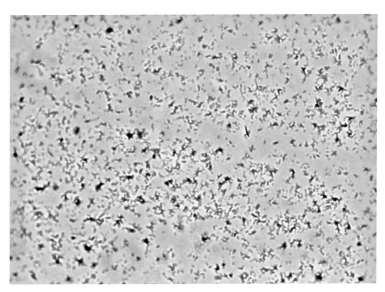

图 10-4　自由漂浮的多形性细菌的显微照片

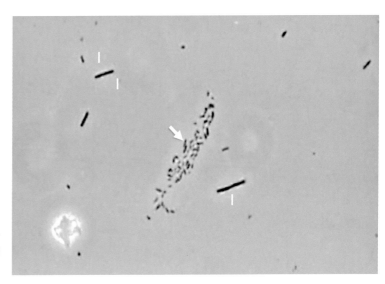

图 10-5　湿封片法观察，可见一簇多形性细菌（箭头），周围有乳酸杆菌（Ⅰ）

菌浓度降低时，阴道pH升高，厌氧菌大量生长。主要的厌氧菌是阴道加德纳菌和阴道阿托波氏菌，但普雷沃菌、类杆菌、消化链球菌、紫单胞菌、人型支原体、解脲支原体、动弯杆菌和梭形杆菌也参与其中。

大多数厌氧菌呈类似于橄榄球的被拉长的球菌状，或呈形态不规则的杆状。因此，它们被定义为多形性细菌。湿封片检查的评估者可以观察到多形性细菌的不同分布：游离漂浮（图10-4）、成簇排列（图10-5）或黏附在脱落的阴道细胞（线索细胞）上（图10-6）。

厌氧菌产生大量的蛋白水解羧化酶，将阴道肽类分解成多种胺类，这些胺具有挥发性、鱼腥臭味，并导致阴道渗出分泌物和鳞状上皮细胞脱落增加，形成BV患者的典型临床特征。

阴道pH的升高也有助于阴道加德纳菌黏附在脱落的上皮细胞上，这些上皮细胞表面覆盖着球菌微生物，被称为线索细胞。

加德纳菌可分为致病性的和非致病性的两种。除基因存在差异外，还有一些毒性因素，如黏附能力、细胞毒性和生物膜形成能力均存在差异。在许多情况下，会形成复杂的三维格栅，称为生物

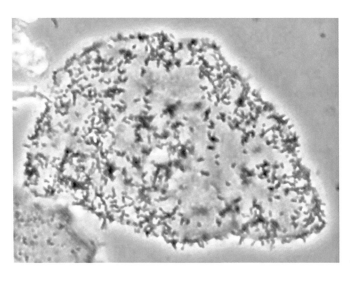

图 10-6 湿封片显示一个线索细胞，其特征是多形性细菌的弥漫性黏附（细菌性阴道病）

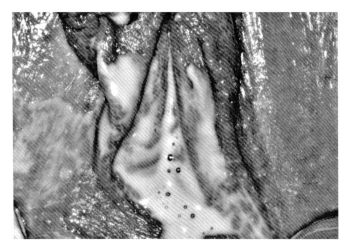

图 10-7 患细菌性阴道病时有大量均匀、白色和泡沫状的分泌物

膜。有时，这些生物膜可能会抑制免疫识别，降低抗微生物治疗的效果。黏附力和生物膜形成能力只能通过显微镜来检测。

细菌性阴道病的诊断标准包括：

- 有白色、均匀、泡沫状和腥臭分泌物。
- "胺臭味试验"阳性。
- 阴道pH>4.5。
- 有线索细胞。

大量白色、均匀且泡沫状的分泌物（图10-7），类似于1杯牛奶倒入阴道（图10-8），带有恶臭味或腥臭味。许多女性没有表现出症状，而且分泌物很少。

实施"胺臭味试验"时，在阴道分泌物样本中加入几滴10%氢氧化钾溶液。混合物中强烈的腥臭味通常表明存在细菌性阴道病。

细菌性阴道病、需氧性阴道炎、滴虫阴道炎和萎缩性阴道炎常导致阴道pH>4.5。

以上指标除线索细胞为细菌性阴道病的特征性指标外，其余均为滴虫阴道炎的常见指标。BV相

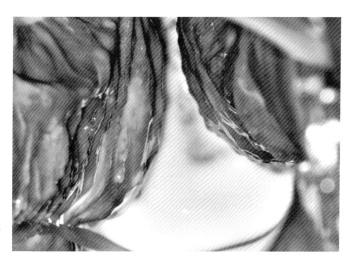

图 10-8　大量均匀的白色分泌物类似于 1 杯倒进阴道的牛奶

关厌氧菌产生一种叫作琥珀酸盐的物质。这种物质抑制正常由于大量细菌涌入引起的炎症反应，仅在湿封片上观察到少量白细胞。

男性患者生殖系统细菌性病变多无症状，近一半的女性患者没有不适。用于实验室确认细菌性阴道病的尿培养和阴道分泌物培养的敏感性极好，但预测值小于50%，因此不推荐进行培养。

另一方面，当显微镜检查的置信度良好时，直接观察黏附在细胞（线索细胞）表面的多形性杆菌，敏感性90%、特异性98%、PPV（阳性预测值）76%~100%。因此，显微镜检查是最有价值的诊断方法。

细菌性阴道病增加了女性感染HIV的风险，可能与盆腔炎性疾病（PID）的发病相关，也可能导致男性精子的活动性和数量受损。BV与不良妊娠结局的增加有关，这种感染在不孕患者中的患病率约为19%。

阴道微生物群的失调与不良的生殖结局，如生育力低下和辅助生殖技术（ART）失败之间有联系。

由于BV产生致癌性亚硝胺，它可能作为HPV的辅助因子，在某种程度上与子宫颈上皮内瘤变（CIN）的发生有关。

生物膜常规存在于阴道中，但经常会延伸到子宫腔甚至输卵管中。一半BV患者的子宫内膜上附着多菌生物膜。

菌群失调的结果是，BV相关细菌在子宫内的定植通过刺激宿主分泌的促炎细胞因子或生长因子来促进肿瘤的发生。

需氧性阴道炎

需氧性阴道炎（AV）是一种新的未分类病理情况，既不是特异性阴道炎，又不是细菌性阴道病。尽管许多研究指出AV的发生率仍然未知，但在25%的妊娠女性中发现了AV。鉴于妊娠期间与AV相关的白细胞介素（IL）-1、IL-6和IL-8的局部产生增加，因此有AV与早产、绒毛膜羊膜炎和胎儿脐带炎的风险增加相关的理论并不奇怪。94.10%的患者阴道pH升高（>4.5）。所有需氧性阴道炎患者的阴道分泌物均有增多和改变。阴道分泌物（图10-9）通常呈黄色（70%），有时有泡沫或恶臭味，并可能伴有瘙痒。

　　大肠埃希菌被认为是引起这类阴道炎的最常见原因之一，尽管粪肠球菌、葡萄球菌和B群链球菌也参与其中，但有时大肠埃希菌被单独分离。应当指出的是，培养中分离出的微生物并不代表是致病菌。那么，我们如何区分需要治疗的阴道感染和不需要治疗的阴道感染呢？需氧性阴道炎伴有局部炎症反应增加（图10-10），相反，细菌性阴道病的特征是免疫反应被抑制。需氧性阴道炎的诊断基本上是基于显微镜检查的差异。

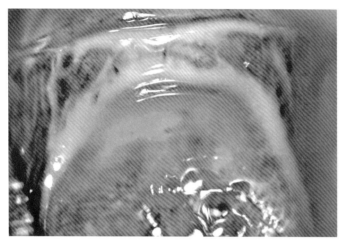

图 10-9　*需氧性阴道炎的黄色分泌物*

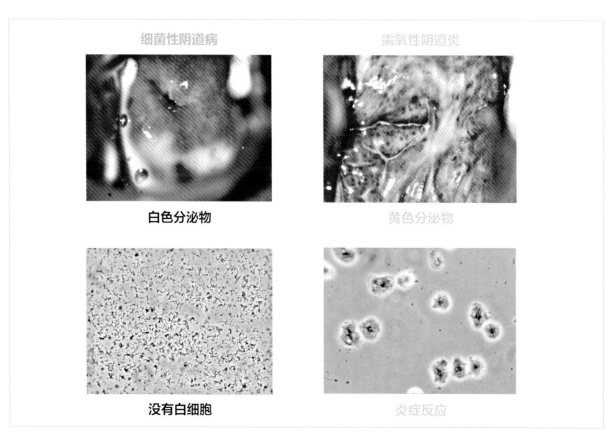

图 10-10　细菌性阴道病和需氧性阴道炎的阴道镜和湿封片镜下表现，显示分泌物的差异和白细胞存在的差异

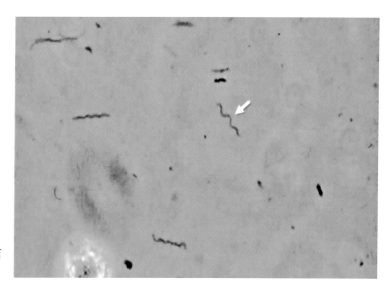

图 10-11　纤细、狭窄和卷曲的杆菌（箭头）（梅毒螺旋体）的显微照片

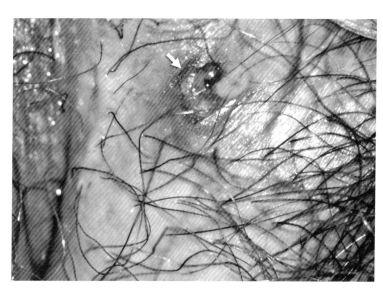

图 10-12　中心被侵蚀的硬溃疡（箭头）（下疳）

梅毒

　　梅毒是一种高度传染性的性病，主要通过性行为传播，包括口交和肛交，如果没有进行适当的治疗，会造成长期的器官损害。世界卫生组织（WHO）的数据估计，全世界每年新报告病例约1000万。梅毒螺旋体是一种革兰阴性螺旋体细菌，是致病因子。直接检测方法需要由专业技术人员在专业实验室施行，并未得到广泛应用。因此，假阴性结果相对比较常见，约为30%。显微镜检查的标本最好从潮湿病变（如原发性下疳的浆液性渗出物）中获得。梅毒螺旋体在显微镜视野下是一种纤细、狭窄和卷曲的细菌（图10-11）。

　　原发梅毒病变的表现是下疳，初始为丘疹，进展为浅糜烂，随后是溃疡性病变，特征是隆起、固定、边缘有硬结和溃疡底部有黄色渗出物（图10-12）。下疳累及肛周时，常形成溃疡（图10-13）。在绝大多数病例中，病变以单一的、相对无痛的形式出现，即使没有进行特殊治疗，也往往在2~6周消退。腹股沟腺病通常是双侧和无痛的，几乎100%发生于梅毒病例中。

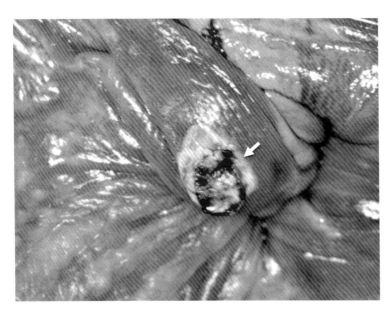

图 10-13 溃疡性肛门下疳（箭头）

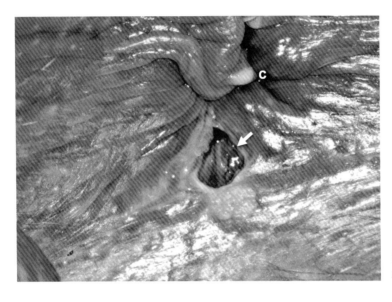

图 10-14 梅毒性肛门溃疡（箭头）可被误诊为肛周瘘。肛门扁平湿疣（c）

其他原发性病变通常表现为黏膜浅溃疡，除非继发感染，否则无疼痛，这些病例表现类似于脱屑。浅溃疡可位于肛门（图10-14）。这些溃疡可被误诊为肛周瘘，但其边缘的硬结可提示正确的临床诊断。为了更好地观察病变，有必要将肛缘拨开。虽然腺病可以存在，但通常较外阴病变小。这是由于肛门的淋巴引流并非仅通过腹股沟淋巴结。黏膜浅溃疡可能与生殖器疱疹相似，但根据溃疡软硬可将病毒疮与梅毒性病变区别开。

子宫颈上可见梅毒疣样病变。因为没有不典型血管，这种菜花样病变可通过阴道镜检查与湿疣或子宫颈癌相鉴别。然而阴道镜检查的诊断并不明确，需要组织学检查来证实。

原发性下疳必须与杜克雷嗜血杆菌引起的软下疳相鉴别。两者均起源于种植部位，直径1~2cm。然而，下疳是典型的非渗出性，而软下疳有灰色或黄色脓性渗出物。此外，下疳是典型无痛的，有硬的边缘；而软下疳是致痛的，边缘较软。

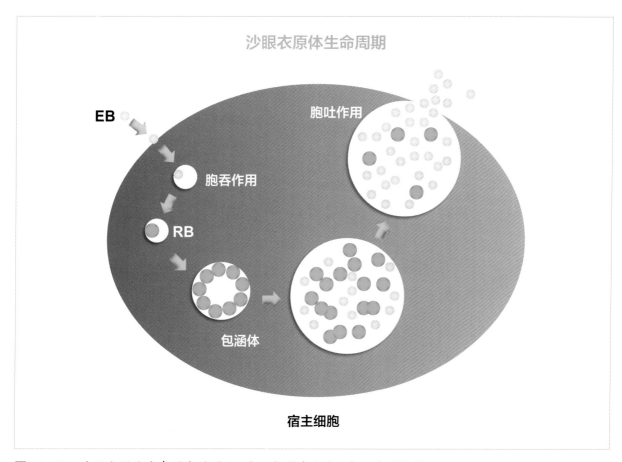

图 10-15　沙眼衣原体生命周期的图示。（EB）原生小体，（RB）网状体

沙眼衣原体

衣原体感染，通常简称为衣原体，是一种由沙眼衣原体（CT）引起的性传播疾病。沙眼衣原体在全世界都有发现，女性和男性、成人和儿童均可感染。

沙眼衣原体可以以原生小体（EB）和网状体（RB）的形式存在（图10-15）。衣原体复制只发生在宿主细胞内，在被称为包涵体的囊泡内。

原生小体是通过胞吞作用进入宿主细胞的非复制性感染性颗粒。进入后，EB转化为非传染性网状体（RB）。RB比原生小体稍大，代谢活跃，高度参与复制和生长过程。网状体通过二元分裂复制。一旦这一双相发育周期几乎完成，RB形成颗粒，在合成细胞外壁、刺激胞吐或宿主细胞溶解后，发展成新的感染性EB子代。这一过程将感染性EB释放到细胞外空隙。然后这些EB继续感染其他宿主细胞。

在感染期间，包涵体扩增以适应数量不断增加的沙眼衣原体，将细胞核逐渐推向感染细胞的外周。显微镜观察很容易检测到含有固缩体（图10-16、图10-17）或碎片体（图10-16、图10-18）的包涵体。

显微镜也可能观察到整个包涵体从受感染细胞中排出（图10-19~图10-21）或破裂释放出新的感染性EB（图10-22）。

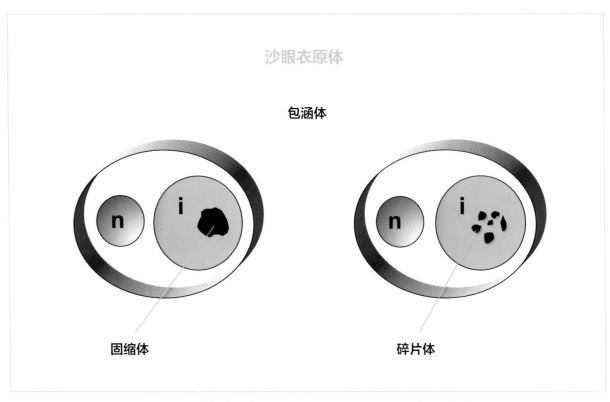

图 10-16 沙眼衣原体的包涵体（i）中含有的不同类型小体的图示。细胞核（n）

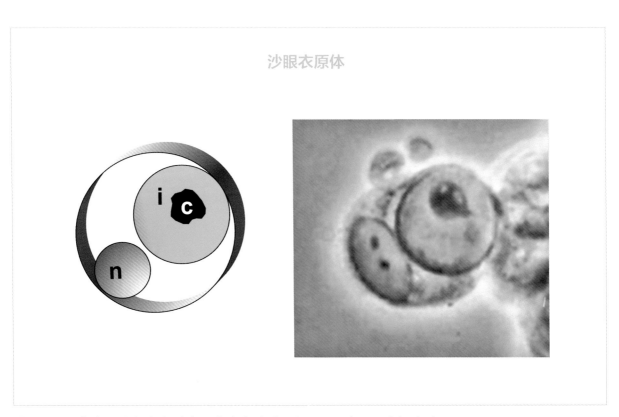

图 10-17 包含固缩体（c）的包涵体（i）的图示和显微照片。细胞核（n）

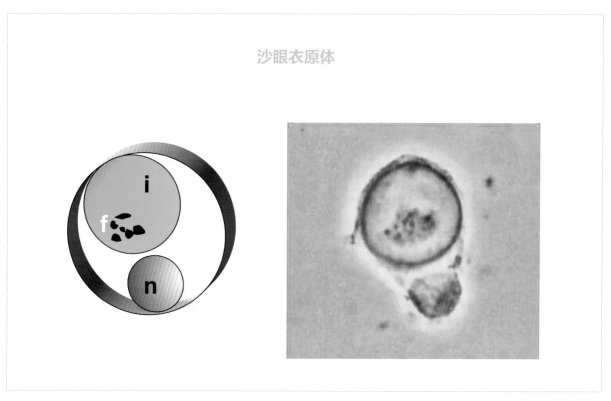

图 10-18　包含碎片体（f）的包涵体（i）的图示和显微照片（热气球征）。细胞核（n）

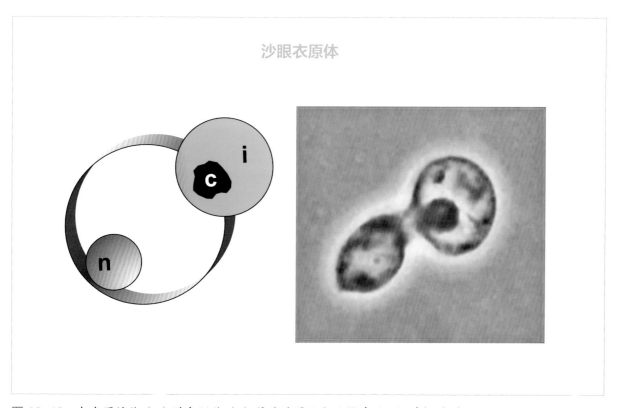

图 10-19　包含固缩体（c）的包涵体（i）释放的图示和显微外观。细胞核（n）

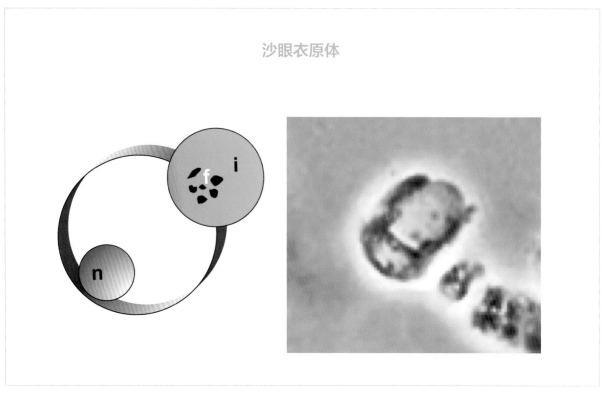

图 10-20 包含碎片体（f）的包涵体（i）释放的图示和微观外观。细胞核（n）

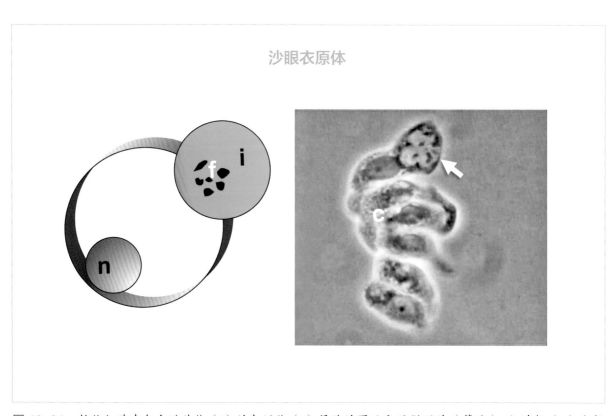

图 10-21 柱状细胞中包含碎片体（f）的包涵体（i）释放的图示和显微照片（箭头）。细胞核（n）和柱状细胞（c）

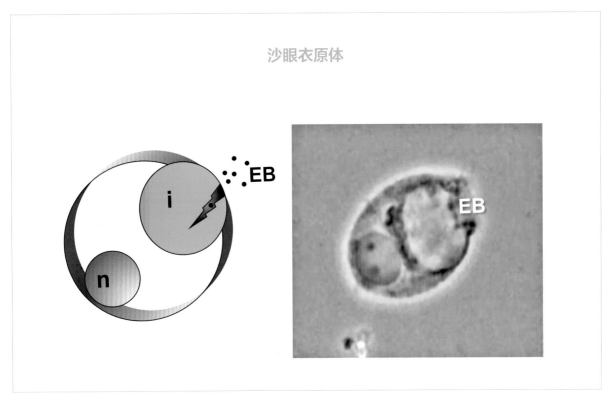

图 10-22　破裂包涵体（i）和原生小体（EB）释放的图示和显微外观。细胞核（n）

由于含有包涵体的细胞极度脆弱，巴氏涂片和湿封片显微镜检查（图10-23）都显示了高特异性和低敏感性。然而，直接显微镜检查不需要进行实验室处理，包括脱水、固定和染色，因此其敏感性高于巴氏涂片。

衣原体感染者在早期通常不会表现出外在症状。这种感染很容易传播，因为它通常不引起任何症状，可能在不知不觉中传染给性伴侣。大约75%的女性感染者和50%的男性感染者没有症状。然而，衣原体可以引起远期健康问题，包括盆腔炎性疾病（PID）和输卵管损伤，可导致不孕症和异位妊娠的风险增加。此外，妊娠期女性生殖道感染可导致自然流产、早产、低体重儿、产后子宫内膜炎、新生儿结膜炎或肺炎。

在晚期，女性可能会出现以下症状：阴道分泌物异常和恶臭，月经间期出血，经期痛，下腹痛，可能伴有发热、性交后出血、性交疼痛、生殖器瘙痒或灼痛、排尿时烧灼感或疼痛。随着感染的进展，男女都会有皮脂分泌增加，导致出现油腻的汗液和油性皮肤，这样的症状可以被误诊为痤疮暴发。

如果有下述特征性阴道镜下改变，可疑诊为衣原体感染：

- 上皮脆弱，子宫颈充血（$P<0.001$）。

- 有肥大和充血的外露柱状上皮。

- 子宫颈外口处有黏液脓性分泌物（62%）（$P<0.005$）。

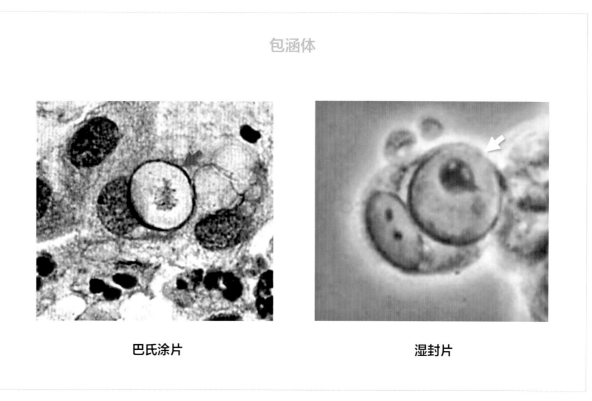

图 10-23　在巴氏涂片和湿封片中观察到的沙眼衣原体的包涵体（箭头）

　　沙眼衣原体感染的子宫颈上皮非常脆弱，经常被用于醋酸试验的喷枪或纱布垫触碰剥落（图10-24）。

　　与衣原体感染相关的肥大、充血和发红的柱状上皮（图10-25）可能与口服避孕药或炎症引起的子宫颈黏膜微腺体增生（图10-26）混淆。在后者中，肥大的柱状上皮很少被淡黄色的黏液脓性分泌物覆盖。

　　黏液脓性分泌物也见于需氧性阴道炎（图10-9）和淋病（图10-27）患者中，但在衣原体感染中，分泌物特征性地自子宫颈管流出（图10-28）。

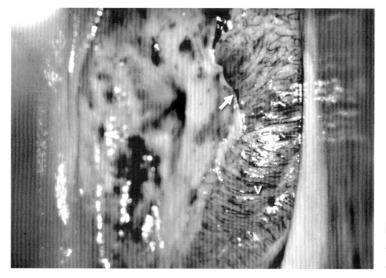

图 10-24　沙眼衣原体感染导致的脆弱上皮（箭头）脱落，显示暴露的间质纹理和血管网结构（v）

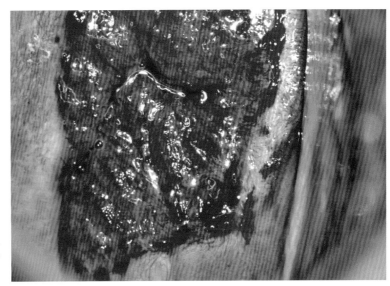

图 10-25　沙眼衣原体感染时的红色"怒张外观"，柱状上皮发炎，绒毛结构丧失

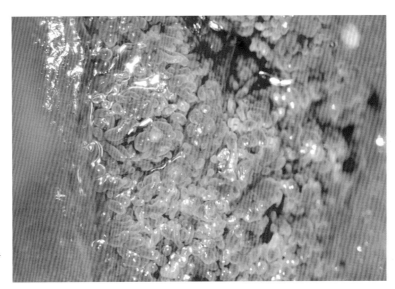

图 10-26　口服避孕药引起的内子宫颈黏膜微腺体增生

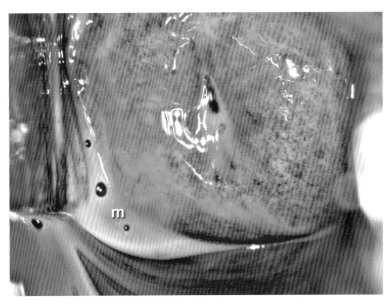

图 10-27　淋病患者的大量黏液脓性分泌物（m）

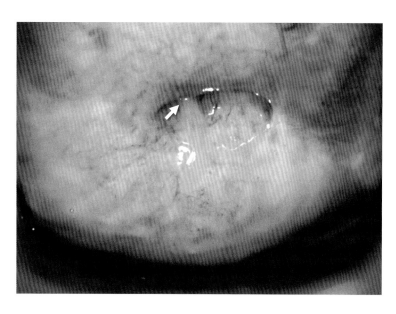

图 10-28　沙眼衣原体感染时从子宫颈管流出的黏液脓性分泌物（箭头）

淋病

　　淋病是一种常见的感染，特别是在15~24岁的人群中。它是由革兰阴性球菌——淋病奈瑟菌引起的，通过口交、阴道和肛交传播。淋球菌感染也可以在分娩时通过母胎途径传播。淋球菌呈咖啡豆状，成对出现，在对女性内子宫颈分泌物进行显微镜检查时显示为典型的细胞内双球菌（图10-29）。

　　女性可能会有排尿时烧灼感、阴道分泌物发黄（图10-27）、月经间期阴道出血和（或）盆腔疼痛等症状表现。这种性传播感染的并发症之一是盆腔炎性疾病，盆腔炎性疾病可导致严重的后遗症，如不孕症、异位妊娠和慢性盆腔疼痛。偶尔，未经治疗的淋球菌感染可能扩散，导致播散性淋球菌感染，这可能导致淋菌性关节炎皮炎综合征、化脓性关节炎、心内膜炎伴心脏瓣膜损伤和脑膜炎。

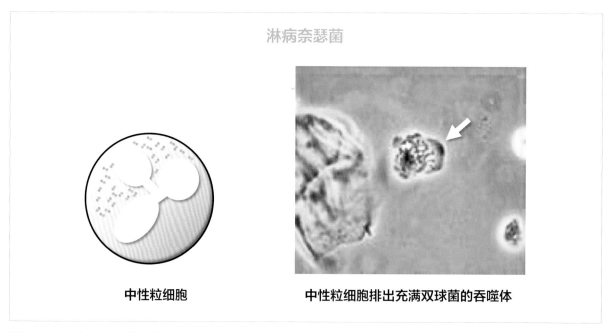

淋病奈瑟菌

中性粒细胞　　　　　　　　中性粒细胞排出充满双球菌的吞噬体

图 10-29　充满双球菌的中性粒细胞（箭头）的图示和湿封片显微照片

假丝酵母菌病

假丝酵母菌与其他许多正常生活在阴道环境中的微生物通常保持平衡。然而，假丝酵母菌的数量有时会增加，从而导致酵母菌感染。阴道酵母菌感染，也称为白色念珠菌病，是一种常见的女性疾病。"酵母"一词并不总是严格定义的，但通常是指单细胞真菌。

近年来，阴道真菌感染的流行病学趋势被记录下来，包括无症状定植和阴道炎。在大约20%的健康无症状育龄女性中，可从阴道分泌物中分离出假丝酵母菌。另一方面，对于有症状的感染者，假丝酵母菌外阴阴道炎（CVV）〔国内称为外阴阴道假丝酵母菌病（VVC）〕的发病率增加。事实上，据统计，大约有75%的女性会在某一时段患CVV，而这些患者中大约一半会出现第二次症状。

DNA分类出大约150个假丝酵母菌属，分属于芽生菌属4。白假丝酵母菌是迄今为止最常见的真菌性生殖器感染的病原，占所有阴道假丝酵母菌病病例的80%~90%。球拟酵母菌（或称光滑假丝酵母菌）是第二常见的病原（5%~15%），然后是热带假丝酵母菌（5%）、克柔氏假丝酵母菌和假热带假丝酵母菌。其他种属，如季也蒙假丝酵母菌和近平滑假丝酵母菌很少通过培养分离出来。

由于定义复发的时间间隔不同，相关的复发性假丝酵母菌外阴阴道炎（CCV）〔国内称为复发性外阴阴道假丝酵母菌病（RVVC）〕的发病率往往是错误的。如果以1年中4次或4次以上经真菌学诊断作为诊断标准，估计5%的有症状的阴道假丝酵母菌病患者复发CCV，难治性发作对患者产生巨大的心理影响。

假丝酵母菌病是仅次于BV的第二常见的阴道感染原因，占20%~25%。

临床病原体白假丝酵母菌是一种芽殖酵母，能够形成一系列不同的营养结构（图10-30）：

- 孢子（酵母）。
- 芽生孢子（芽分生孢子）。

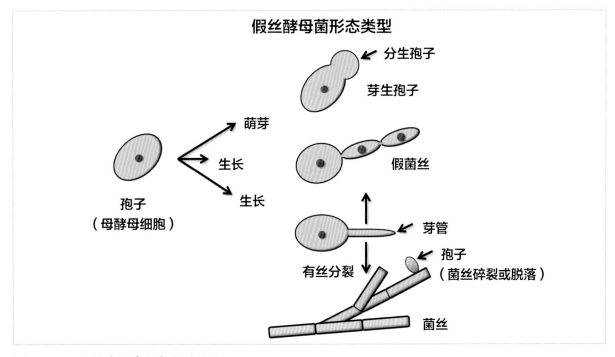

图 10-30　假丝酵母菌形态类型的图示

- 假菌丝。

孢子是单细胞的，圆形或椭圆形，比细菌大，通过发芽繁殖，产生芽孢，称为芽生孢子。芽生孢子的形成包括3个基本步骤：从母孢子（分生孢子）出芽、芽生长和分生孢子分离。芽生孢子是芽分生孢子（胚芽+分生孢子）的同义词。

当芽生孢子的产生继续进行而分生孢子彼此不分离时，由附着的芽生孢子丝组成的假菌丝就萌发形成。

假菌丝是一种形成假性真菌的细丝，主要存在于假丝酵母菌等多形性真菌中。假菌丝由椭圆形、细长的酵母样细胞组成。这些细胞在有隔膜的地方仍然以链状连接并有收缩。在细胞分裂过程中形成假菌丝，新分裂的细胞在出芽过程中仍以链状和树枝状黏附。一些科学家认为假菌丝是介于酵母样细胞与真菌丝之间的中间状态。

除了芽生酵母细胞和假菌丝外，白假丝酵母菌等酵母菌也能形成真菌丝。

芽管是萌发过程中，释放真菌的孢子生成的分支。芽管通过有丝分裂来分化、生长和发育，形成真正的菌丝。

菌丝是指形成真菌菌丝体的细长、管状和树枝状的细丝。菌丝体是由许多细丝组成的真菌的营养部分。

单个菌丝由一个或多个细长的管状细胞组成。多细胞菌丝在内部被横壁和隔膜分开，显示出紧密排列的细胞链。现有菌丝的碎裂或离断是孢子形成的常见机制。

菌丝和假菌丝是构成真菌营养结构的两种类型的细丝，它们以链状结构相互连接。

在湿封片中可以观察到几种真菌形态，大多数真菌呈现出所属类型的特征性形状和大小（图10-31）。

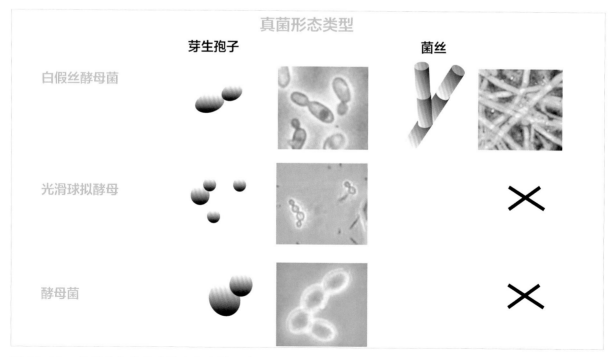

图 10-31 真菌形态类型的图示和显微照片

真菌种属的最终诊断取决于在适当的培养基上分离微生物。然而，对其形态类型的检测可能为确定诊断和及时地进行抗真菌治疗提供关键证据。

假丝酵母菌通常产生芽生孢子和菌丝。

光滑球拟酵母又称为无毛假丝酵母或矮型假丝酵母，因为它不产生菌丝，并且有小的真菌细胞。

酵母菌在阴道中通常是腐生的。酿酒酵母（也称为"面包酵母"或"啤酒酵母"）通常被视为机会性消化共生菌。酵母菌与白假丝酵母菌在形态上是有区别的，因为它们不发育出菌丝，其特征性的芽生孢子看起来更大，稍有变形，轮廓模糊。此外，亲代酵母细胞分离点上的瘢痕往往很明显。

假丝酵母菌性外阴阴道炎是一种雌激素依赖性疾病，因此在不同年龄段女性中的发病率不同。

了解假丝酵母菌上皮侵袭的致病机制是理解这种激素依赖性的必要条件。芽生孢子引起无症状性定植和传播，但不能穿透阴道上皮并导致阴道炎，而菌丝是造成有症状感染的原因。该过程包括3个阶段的致病机制（图10–32）：

- 芽生孢子黏附在阴道细胞上。
- 孢子萌发伴随菌丝发育。
- 上皮细胞穿透和浸润组织。

阴道上皮中的雌激素可促进假丝酵母菌的芽生孢子黏附和菌丝发育。这一点可以用来解释在低雌激素期，如儿童期和绝经后，CVV的发病率极低。另一方面，孕期增强的雌激素刺激可能导致有症状患者的感染率更高。

很多时候，尽管有与假丝酵母菌阴道炎一致的临床症状，但真菌酵母细胞和菌丝在直接显微镜

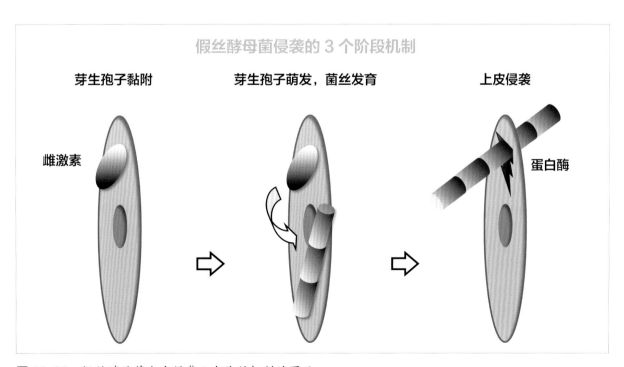

图 10–32　假丝酵母菌上皮侵袭 3 个阶段机制的图示

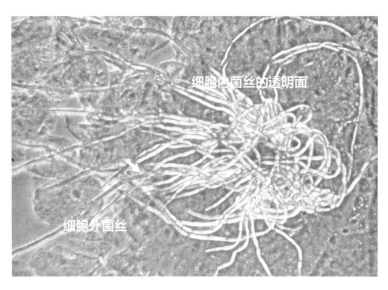

图 10-33　上皮细胞内菌丝的透明面。箭头表示穿透的位置

下看不到，培养可能产生假阴性结果。此外，阴道标本往往被错误地进行细菌培养，这明确地揭示了细菌在阴道炎的发病机制中没有作用。

这种诊断失败是由于假丝酵母菌通过菌丝产生的几种蛋白酶穿透进入阴道细胞。穿透上皮细胞时可观察到菌丝，当它们位于细胞内时显示出特征性的透明面（图10-33）。

电子显微镜研究清楚地显示了细胞内穿透。电子显微镜下的证据具有与湿封片显微镜检查相对应的特征。

1994年，本书作者描述了假丝酵母菌穿透阴道上皮细胞引起的病理学细胞改变，并将其定义为假丝酵母菌细胞病。

这种细胞病变的影响可以表现为不同的形式：

- 细胞质沟。
- 细胞质边缘腐蚀。
- 细胞质孔。
- 细胞质通道。

当菌丝在两个相邻的细胞间平行通过时，会留下一个细胞质沟（图10-34）。当菌丝接触细胞表面时，细胞质边缘腐蚀形成（图10-35）。如果菌丝只在细胞的一面穿孔，就会形成一个细胞质孔（图10-36）。最后，当菌丝直接穿过细胞时，假丝酵母菌细胞病表现为细胞质通道（图10-37）。

在其所有形式中，假丝酵母菌细胞病的特点是有一个明显浓缩的边界。假丝酵母菌细胞病的检测可能有助于诊断不同区域的隐性真菌感染，如下尿路（尿湿封片或尿细胞图）（图10-38）、口腔（口腔湿封片）（图10-39）、直肠（直肠湿封片）（图10-40）和皮肤（皮肤湿封片）（图10-41）。

在有假丝酵母菌病的情况下，当阴道培养呈假阴性结果，且由于菌丝隐藏在上皮内导致阴道涂片中看不到菌丝时，直接通过显微镜可检查出假丝酵母菌细胞病，显微镜是唯一能用来正确诊断真

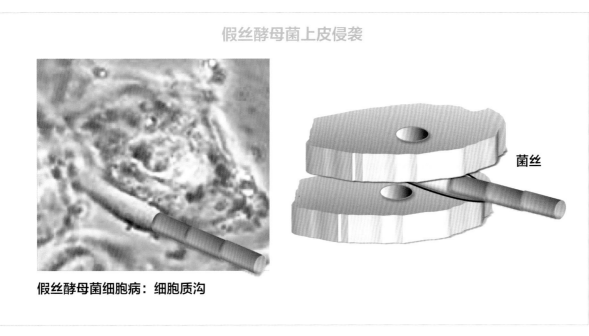

图 10-34　假丝酵母菌细胞病的显微照片和图示：细胞质沟

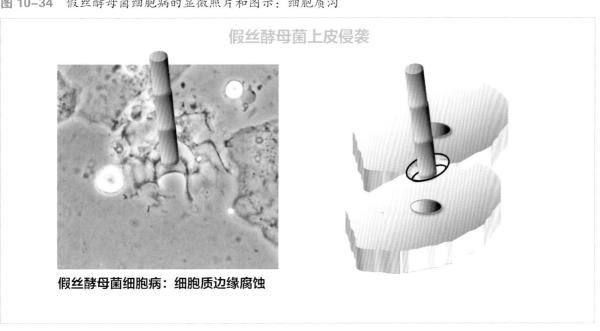

图 10-35　假丝酵母菌细胞病的显微照片和图示：细胞质边缘腐蚀

菌感染的诊断工具。假丝酵母菌细胞病的显微镜观察影像是一种宝贵的诊断工具，可以指导医师及时和具体地进行治疗，尤其是在缺乏确诊培养结果和有反复发作的情况下。

假丝酵母菌细胞病变常与非核异常相关，有时会曲解阴道镜下的改变。大多数情况下，假丝酵母菌感染引起的细胞改变在针对酵母菌感染进行的适当治疗后完全消退。因此，当芽生孢子和假菌丝不可见时，特异性假丝酵母菌细胞病的检测非常重要，可推迟或避免进行不必要的子宫颈切除手术。

假丝酵母菌病的症状包括阴道和阴唇的瘙痒与烧灼感、性交疼痛以及排尿时的烧灼感。

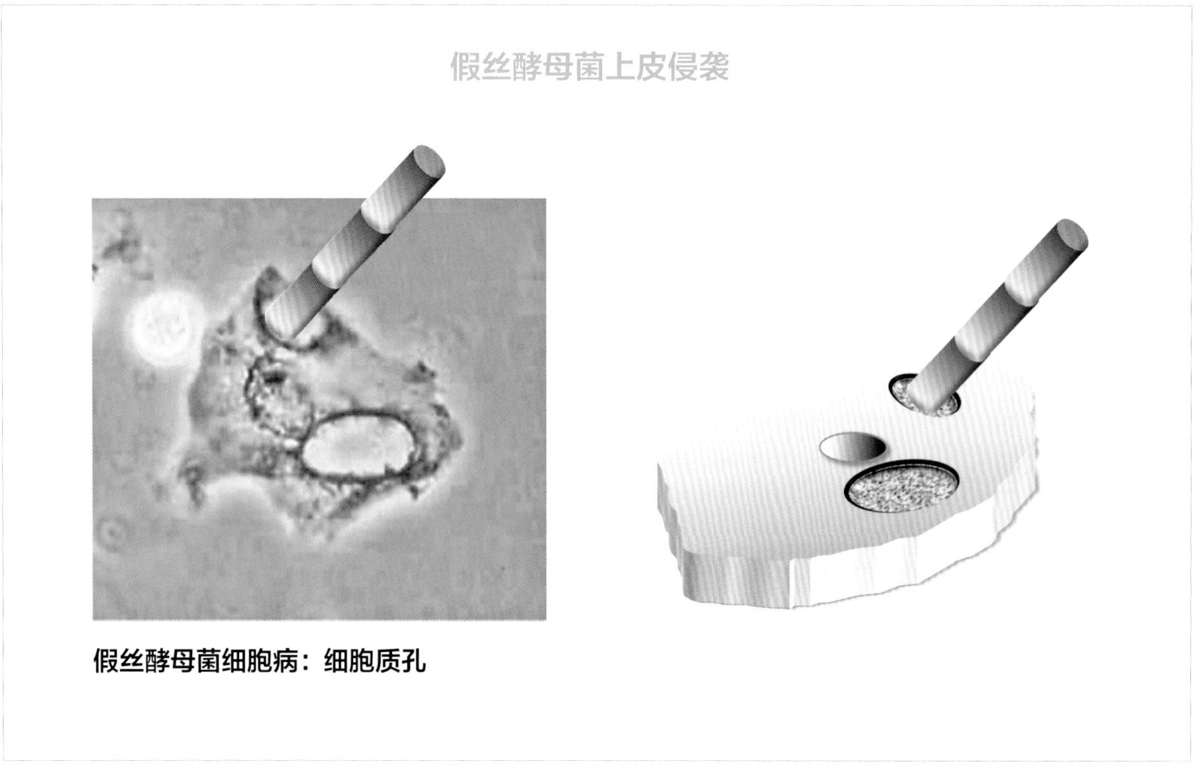

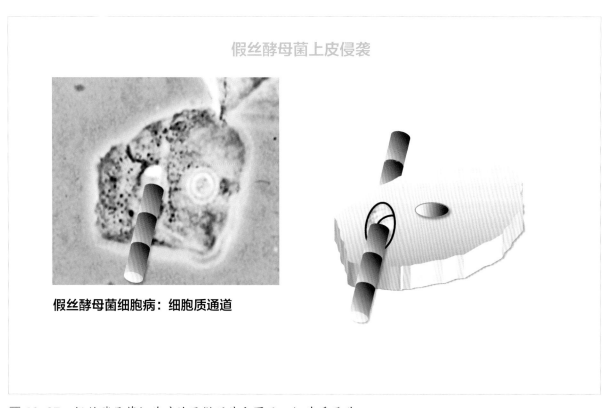

图 10-36 假丝酵母菌细胞病的显微照片和图示：细胞质孔

图 10-37 假丝酵母菌细胞病的显微照片和图示：细胞质通道

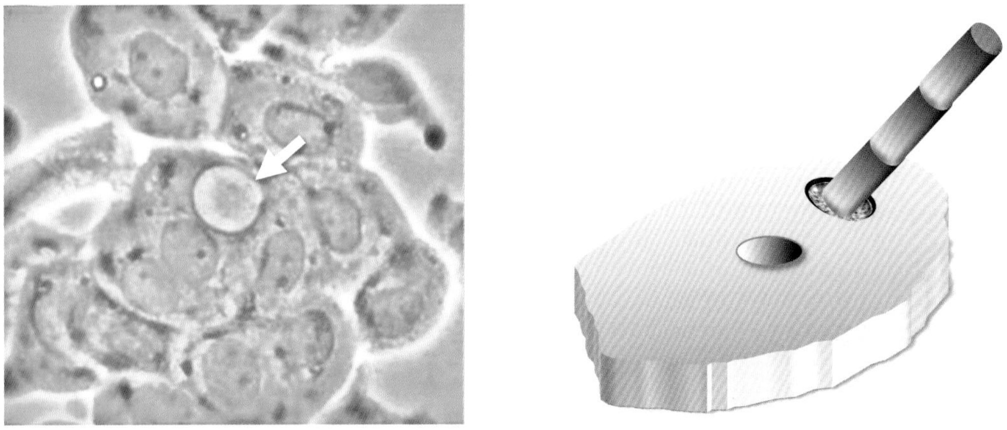

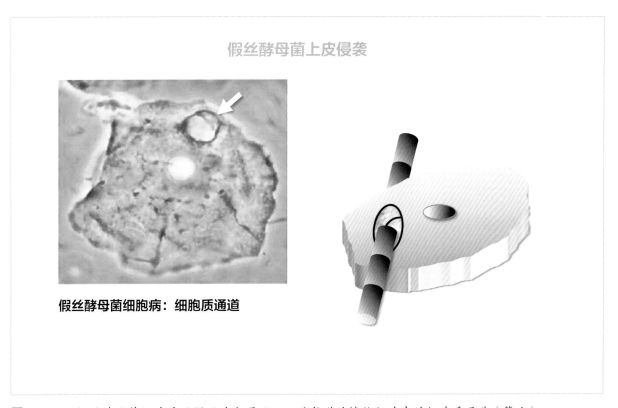

假丝酵母菌上皮侵袭

假丝酵母菌细胞病：细胞质孔

图 10-38　假丝酵母菌细胞病显微照片和图示：移行性尿道上皮的伞状细胞中的细胞质孔（箭头）

假丝酵母菌上皮侵袭

假丝酵母菌细胞病：细胞质通道

图 10-39　假丝酵母菌细胞病显微照片和图示：口腔黏膜的鳞状细胞中的细胞质通道（箭头）

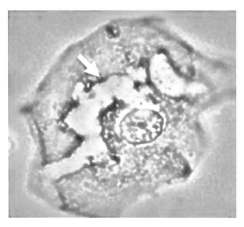
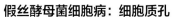
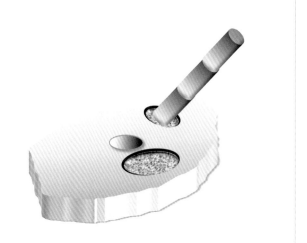

假丝酵母菌上皮侵袭

假丝酵母菌细胞病：细胞质孔

图 10-40 假丝酵母菌细胞病的显微照片和图示：直肠黏膜的鳞状细胞中的细胞质孔（箭头）

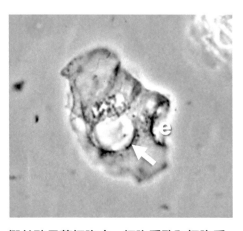
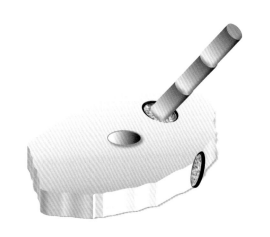

假丝酵母菌上皮侵袭

假丝酵母菌细胞病：细胞质孔和细胞质
边缘腐蚀

图 10-41 假丝酵母菌细胞病的显微照片和图示：皮肤角质细胞中的细胞质孔（箭头）和细胞质边缘腐蚀（e）

阴道和宫颈的酵母菌感染可能导致不同的客观症状和阴道镜特征：

- 分泌物可以是轻微的水状、白色分泌物，也可以是看起来像白干酪的厚的白色块状分泌物（图10-42）。

- 子宫颈和阴道发红。

- 有散在的红斑疹（图10-43），通常有大于滴虫阴道炎草莓状外观的特征性上皮下淤点。

- 子宫颈和阴道中有中央凹陷性红斑丘疹（图10-44）。

- 白色斑点（图10-45），与人乳头瘤病毒感染引起的或在化生过程中观察到的阴道镜检查结果不同，真菌性白色斑点常表现为中央凹陷的红斑丘疹（白点阴道炎）。

所有这些阴道镜检查特征在恰当地治疗假丝酵母菌病后消失。

外阴炎症的症状包括：

- 外阴红斑（图10-46）常伴有肛门红肿（肛门炎）（图10-47）。

- 因积液引起的小阴唇水肿（图10-48）。

- 前庭黏膜裂（皮肤破裂）（图10-49），可能累及肛周（图10-50）。

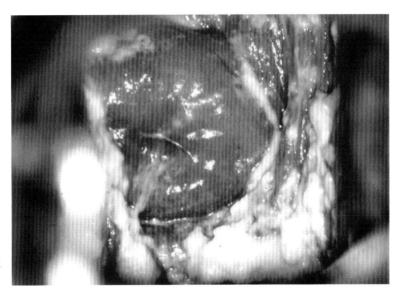

图 10-42　假丝酵母菌病的白色块状分泌物

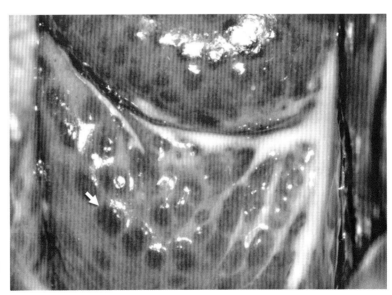

图 10-43　假丝酵母菌病的大红斑疹（箭头）累及子宫颈和阴道壁

105

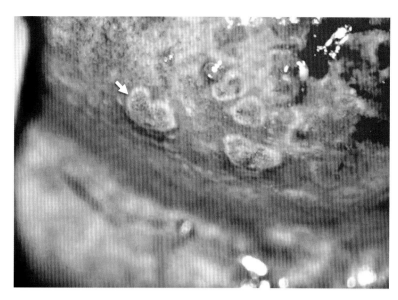

图 10-44　真菌性红斑，中央凹陷性红斑丘疹（箭头）

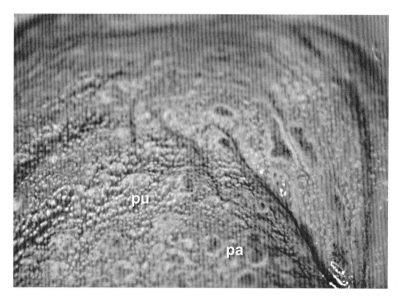

图 10-45　真菌性白色斑点（pu）与红斑丘疹（pa）相邻（白点阴道炎）

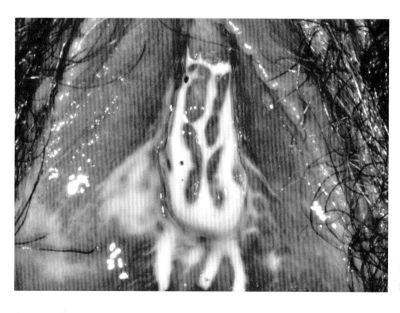

图 10-46　假丝酵母菌病外阴红斑和乳样分泌物

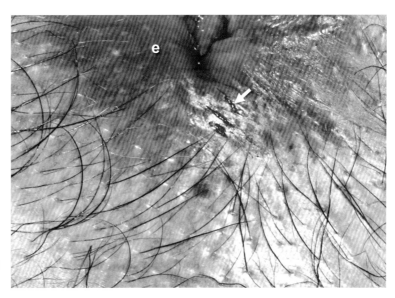

图 10-47　真菌性肛门炎的肛门红斑（e）和裂缝（箭头）

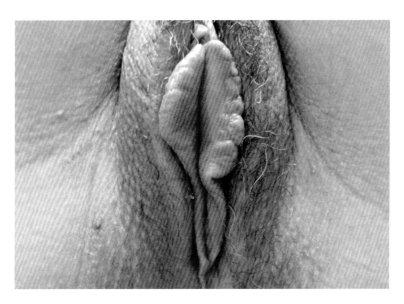

图 10-48　假丝酵母菌病外阴水肿

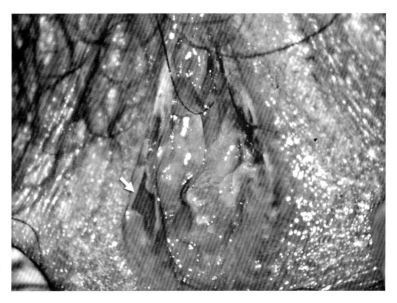

图 10-49　假丝酵母菌病的前庭裂和糜烂（箭头）

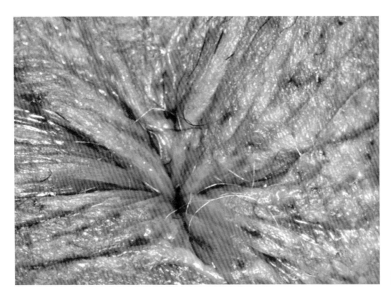

图 10-50 假丝酵母菌病肛周裂

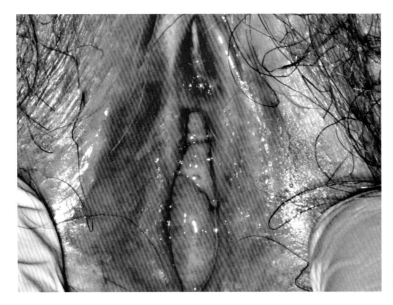

图 10-51 脱屑炎性阴道炎（DIV）的红色前庭

假丝酵母菌感染引起的外阴和阴道红斑，必须与脱屑炎性阴道炎（DIV）相关的类似结果相鉴别（图10-51）。DIV是一种罕见的、病因不明的慢性临床综合征，常常被忽略，以阴道皮疹和脓性分泌物为特征。

绝经后女性比绝经前女性更容易被诊断为脱屑炎性阴道炎。前庭和阴道内部通常是红色的。刺激、烧灼感、酸痛以及性交痛是常见的症状。在阴道镜检查中，不同性状的分泌物有助于诊断，而直接显微镜检查能够实时检测病原体。

硬化性苔藓（LS）引起的外阴瘘和肛周瘘可能被误认为是真菌性病变。在前一种情况下，裂缝（也称为裂纹）与瓷白色萎缩斑块相邻，这些斑块可能会汇合，沿肛周皮肤向周围延伸（图10-52）。硬化性苔藓可表现为红斑、上皮下出血、局部紫红色瘀痕、色素减退、象牙色病变、白色结节和斑块（角化过度和硬化），位于阴唇沟或以沙漏形状围绕着舟状窝和肛周区域，使部分皮肤出

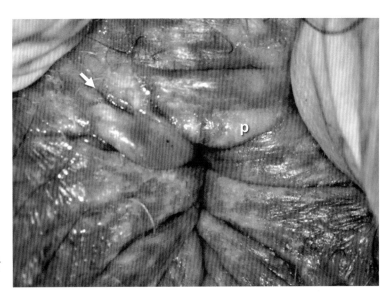

图 10-52 硬化性苔藓中肛周裂（箭头）与瓷白色萎缩斑块（p）相邻

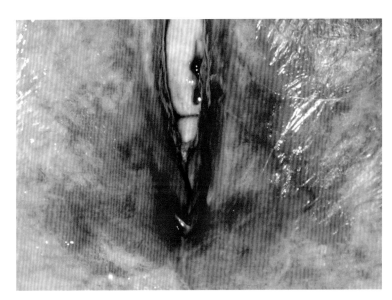

图 10-53 扁平苔藓的外阴红斑

现萎缩（皱纹纸或玻璃纸样外观）、裂口、糜烂、慢性溃疡和形成不同程度的瘢痕。瘢痕组织导致外阴结构丧失、阴唇融合、阴蒂帽嵌顿包茎、阴蒂上方小阴唇内缩和粘连，部分或完全被掩埋。

扁平苔藓（LP）的特点也是红斑和糜烂（图10-53），组织破坏和慢性炎症导致的生殖道瘢痕，导致外阴的外观发生变化，特别是小阴唇的缺失和阴道开口的缩紧。

这两种情况的主要区别是LP有累及黏膜的倾向，包括口腔和阴道，这些黏膜在LS中很少受到影响。LP和LS中，外阴鳞状细胞癌（SCC）的发病率均升高，目前尚不清楚治疗是否影响这种风险。建议指导患者进行自查和纵向评价。

外阴银屑病的特征性红斑可能类似于真菌感染，尤其是未检测到典型的银色鳞片结痂的时候。然而，当患有外阴型银屑病时，延伸至肛周皮肤的明亮红斑（图10-54）显示出一个清晰的轮廓，常有典型的卫星病变。

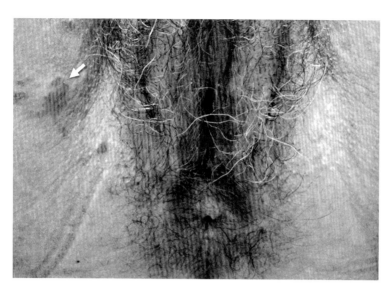

图 10-54 外阴银屑病患者轮廓清晰的外阴红斑和肛周红斑。箭头表示卫星病变

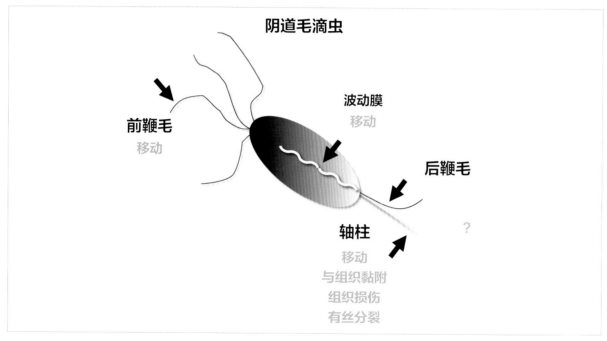

图 10-55 阴道毛滴虫的图示

滴虫阴道炎

滴虫阴道炎（Trich）是由单细胞原生动物阴道毛滴虫（TV）引起的常见的非病毒性传播疾病，通常通过阴道、口交或肛交传播。世界卫生组织统计，全世界每年有超过1.6亿人受到感染。

大约70%的受感染女性和男性没有任何症状。症状包括生殖器瘙痒，水样、泡沫状、黄绿色恶臭味的阴道分泌物，排尿时烧灼感和性交痛。滴虫阴道炎增加了感染人类免疫缺陷病毒——艾滋病病毒的风险。它也可能导致妊娠期间PID和相关并发症。

阴道毛滴虫（图10-55）是一种有鞭毛的原生动物，有5根鞭毛，其中4根从前端伸出（图10-56）。寄生虫利用4根鞭毛推动自己前进。第5根鞭毛向后延伸，并与波动膜结合在一起，由纤细的不可收缩的基染色杆（肋）支撑。第5根鞭毛的功能尚不清楚。波动膜赋予阴道毛滴虫特征性的颤抖性运动。一个倒钩状的轴柱（图10-55、图10-57）伸到4个鞭毛束的对面，作为细胞骨架的后延。轴柱参与细胞运动、组织黏附和宿主细胞损伤，也参与细胞分裂过程中的有丝分裂（图10-58）。显微镜下直接观察到寄生虫复制是非常罕见的（图10-59）。

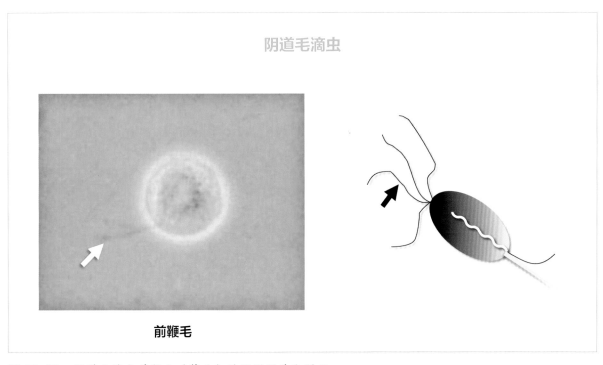

图 10-56　阴道毛滴虫前鞭毛（箭头）的显微照片和图示

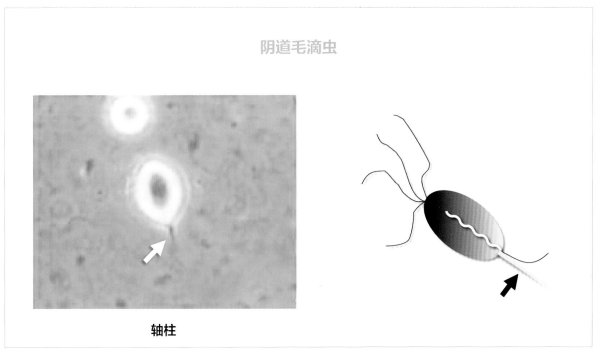

图 10-57　阴道毛滴虫轴柱的（箭头）的显微照片和图示

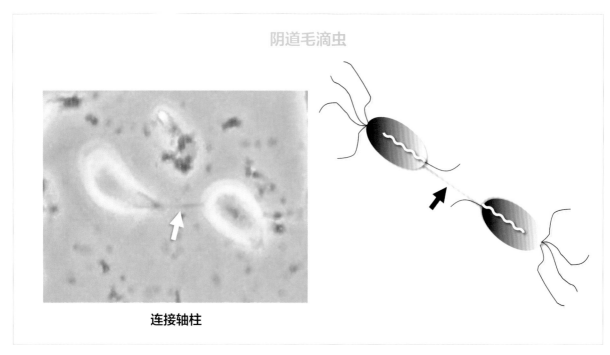

图 10-58 湿封片和图示上的箭头表示两个阴道毛滴虫之间的连接轴柱

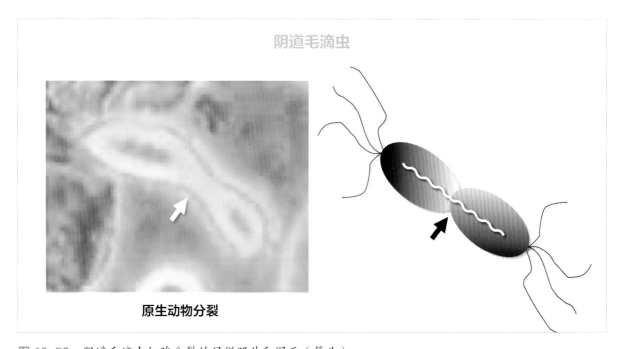

图 10-59 阴道毛滴虫细胞分裂的显微照片和图示（箭头）

目前，湿封片观察是一种快速、简便的检测滴虫的方法，可以实时进行，广泛用于TV的诊断。因其可进行颠簸、摇摆或翻滚运动，它可以很容易被识别出来。

阴道毛滴虫对子宫颈上皮细胞具有攻击性的细胞溶解作用，导致子宫颈上皮中间层、浅表层糜烂。毛细血管扩张，周围聚集着密集的、活化的白细胞。这些组织学改变的阴道镜下表现为刮取涂片和置入扩张器时上皮易受磨损和有接触出血。

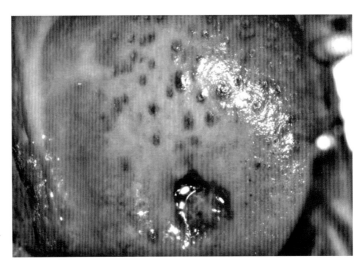

图 10-60　滴虫阴道炎中的阴道炎斑点（草莓子宫颈）

在急性期，由于充血的间质乳头和显微镜下点状出血，子宫颈可能显示弥漫的鳍状毛细血管发卡环和点状、乳头状外观。在严重的炎症中，阴道和宫颈都布满多发斑驳的红色斑点，这些斑点合并成不规则的大斑点，呈现出特征性的"斑点性阴道炎"（图10-60）。然而，这种阴道镜检查模式并不是病理学诊断，诊断是通过直接显微镜下见到活动的阴道毛滴虫来确定的。

病毒

在明亮的视野或相差显微镜下，病毒是不可见的。它们诱导特定的细胞变化，通常是代表它们存在的唯一信号。某些病毒作为致癌物或协同致癌物在子宫颈上皮内瘤变或其他女性生殖道恶性肿瘤的发生发展中所起的关键作用，人们必须进一步研究病毒引起的特征性细胞变化，进行详细的阴道镜检查和分子生物学检查。

人乳头瘤病毒

人乳头瘤病毒（HPV）感染是最常见的性传播疾病。人乳头瘤病毒非常普遍，几乎所有性行为活跃的男性和女性在其生命中的某个时段都会感染这种病毒。尽管大多数性活跃的成年人一生中至少会感染一次HPV，但25岁以下的性活跃女性感染率最高。

人乳头瘤病毒（HPV）是一种DNA病毒，属于乳头瘤病毒家族，已知有150多种类型。有30~40种HPV通过性交和肛交传播。一些导致口腔或上呼吸道损害的HPV感染是通过口交传播的。由于HPV感染是一种在生殖器区域的皮肤对皮肤的感染，性交不是获得感染的必需条件。人乳头瘤病毒不是通过诸如马桶圈之类的公共物体传播的。在极少数情况下，受感染的母亲会在分娩期间将HPV感染给新生儿。

HPV以复层鳞状上皮中的基底细胞和子宫颈鳞-柱状交接部的化生细胞为靶点。此外，高危型HPV可感染内子宫颈的腺上皮，导致发生腺体肿瘤，如原位腺癌或浸润性腺癌。

与许多泌尿生殖系统感染不同，HPV感染通常与瘙痒、烧灼感和阴道分泌物异常等直接症状无关。大多数HPV感染被免疫系统清除，不会导致临床后遗症。

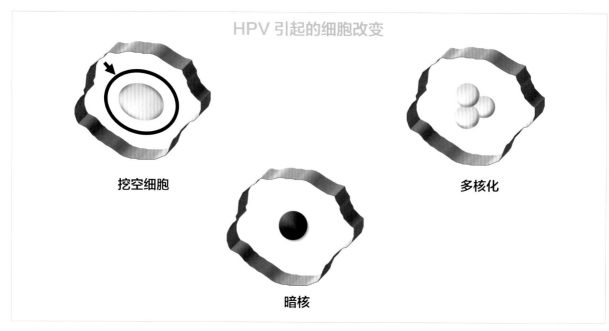

图 10-61 HPV引起的细胞改变的图示。箭头表示宽核周晕的清晰边缘

尽管宿主免疫系统成功地清除了大多数感染，但仍有一些女性会患病，如生殖器疣、子宫颈增生异常〔分为低级别鳞状上皮内病变（L-SIL）和高级别鳞状上皮内病变（H-SIL）〕以及浸润性子宫颈癌。低危型HPV感染的临床表现以生殖器疣为主，高危型HPV感染的临床表现为增生异常和子宫颈癌。通常，从最初的HPV感染到癌症的发展过程需要数年，甚至数十年。已知引起生殖器疣的HPV株为低风险HPV 6和HPV 11，而与增生异常和癌症相关的HPV株包括高风险HPV 16、HPV 18（引起约70%的子宫颈癌）、HPV 31、HPV 33、HPV 45、HPV 52、HPV 58及其他等。人乳头瘤病毒感染是子宫颈癌发生的必要前提。

诊断HPV感染的方法有：

- 巴氏涂片和湿封片显微镜检查。
- 阴道镜检查和醋酸试验。
- 组织学检查。
- DNA检测（PCR、Southern Blot杂交、原位杂交）。

人乳头瘤病毒可诱导在显微镜下很容易检测到的特异性细胞病效应（图10-61）：

- 挖空细胞。
- 暗核。
- 多核化。

挖空细胞（图10-61、图10-62）显示了一个特征性的宽核周晕，有清晰浓缩的边缘。细胞核可能呈现不规则的膜轮廓，通常表现为增大（2~3倍于正常大小），染色质分布异常。在反应性细胞（类挖空细胞）中无法检测到在挖空细胞中看到的边缘清晰的晕。在反应性细胞中，由于细胞核周围细胞质的缩窄，核周晕显示出模糊的边缘（图10-63）。

HPV 引起的细胞改变

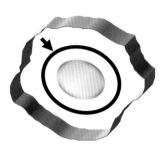

挖空细胞

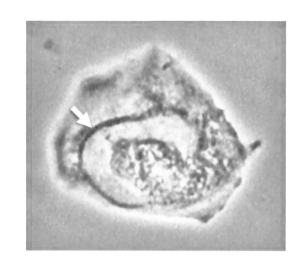

图 10–62　挖空细胞的图示和湿封片外观，清晰浓缩的边界（箭头）限定了较宽的核周体

HPV 引起的细胞改变

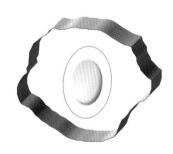

增大的细胞核及类挖空细胞

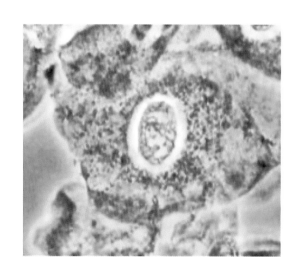

图 10–63　类挖空细胞的图示和湿封片外观，含有增大的细胞核

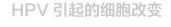

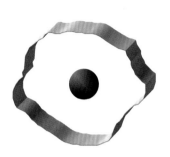

暗核

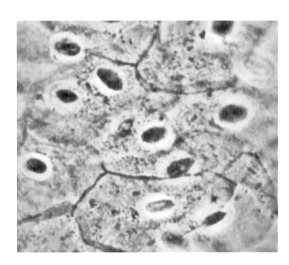

图 10-64 由于染色质浓缩导致的暗核的图示和湿封片外观

在炎症条件下，尤其是在有阴道毛滴虫存在的情况下，可以发现类挖空细胞。

在HPV感染的细胞核中可以观察到一种比正常情况下暗的染色模式，称为核深染。由于湿封片显微镜不会染色，术语"暗核"（图10-61、图10-64）比"深染"更可取。HPV可累及柱状细胞，表现为组合性细胞变化，如挖空细胞和暗核（图10-65）。

多核化（图10-61、图10-66）都源自同一个细胞核。当多核化出现时，细胞核分散在细胞质中（图10-67），或出现重叠（图10-68），但它们不会像单纯疱疹病毒导致的多核细胞那样聚集和塑形。

不同的HPV细胞病效应可以组合出现在同一个细胞中（图10-69~图10-71）。HPV引起的细胞改变可能与CIN 2的核质比（C/Nr）改变（图10-72）或CIN 3的C/Nr倒转（图10-73）有关。HPV感染可能没有异常的阴道镜检查结果，或者可能导致极多样的阴道镜检查结果，这些检查结果根据醋酸白色病变表面轮廓、镶嵌图案（图10-74）和点状血管（图10-75）进行分级。这些参数的异常程度与病变的严重程度有关。

由HPV感染引起的阴道镜下特征可分为两组：外生型病变（或称多产型病变）和扁平型病变［或称亚临床乳头瘤病毒感染（SPI）］：

- 外生型病变：
  - 外生型湿疣。
  - 微乳头病变。
- 扁平型病变（SPI）：
  - 扁平湿疣。
  - 白斑。

HPV 引起的细胞改变

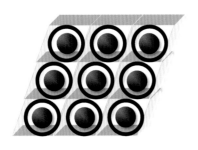

柱状细胞中的挖空细胞及暗核

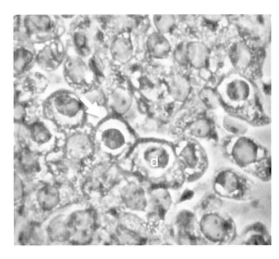

二者组合的表现

图 10-65　正面观柱状细胞的图示和湿封片外观，显示核周晕的特征性清晰边缘（箭头）和暗核（d）

HPV 引起的细胞改变

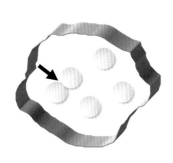

多核化

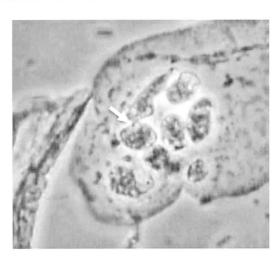

图 10-66　多核化的图示和湿封片外观，箭头表示产生其他细胞核的分裂核

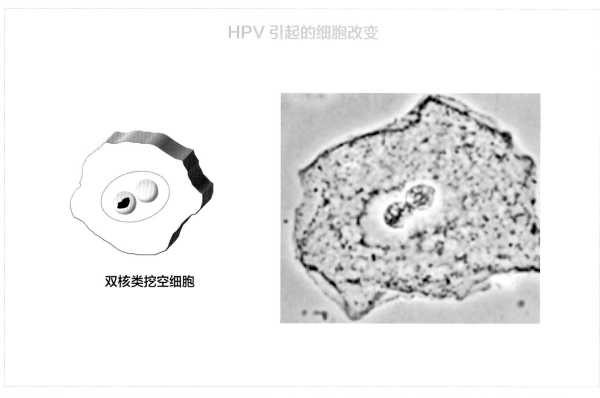

图 10-67 双核类挖空细胞的图示和湿封片外观。在一个细胞核（n）中观察到染色质的局灶性聚集

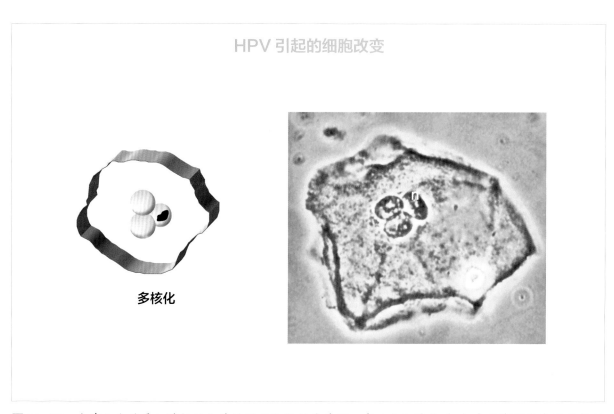

图 10-68 含有 3 个重叠细胞核的细胞的图示和湿封片外观。在 1 个细胞核（n）中观察到染色质的局灶性聚集

HPV 引起的细胞改变

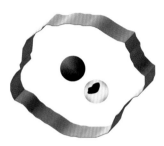

双核化及暗核

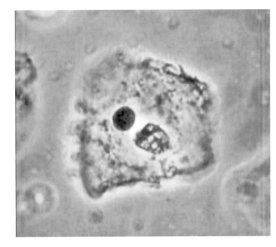

二者组合的表现

图 10-69　组合表现的图示和湿封片外观。细胞显示出双核化及 1 个暗核。在较明亮的细胞核中观察到染色质的局灶性聚集

HPV 引起的细胞改变

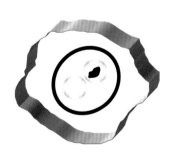

挖空细胞及双核化

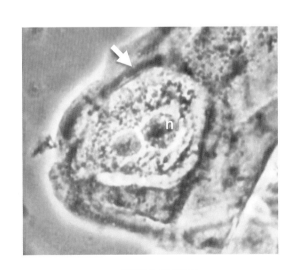

二者组合的表现

图 10-70　组合表现的图示和湿封片外观。细胞显示出双核和围绕着宽核周晕的清晰边界（箭头）。在 1 个细胞核（n）中观察到染色质的局灶性聚集

HPV 引起的细胞改变

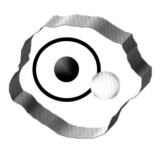

挖空细胞、暗核和多核化

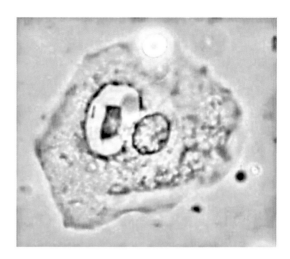

三者组合的表现

图 10-71 组合表现的图示和湿封片外观。该细胞表现为 3 个方面的 HPV 引起的细胞改变：挖空细胞、暗核和多核化

HPV 引起的细胞改变

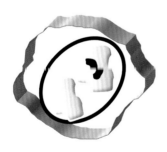

挖空细胞及多核化伴随核质比改变

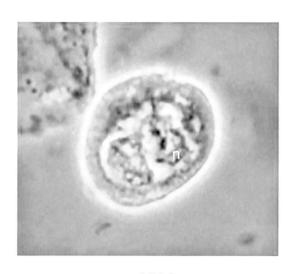

CIN 2

图 10-72 组合表现的图示和湿封片外观。增生异常细胞显示核质比改变，含有 2 个边界不规则的细胞核（CIN 2）。在 1 个细胞核（n）中观察到染色质的局灶性聚集

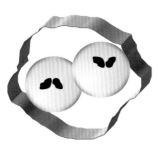
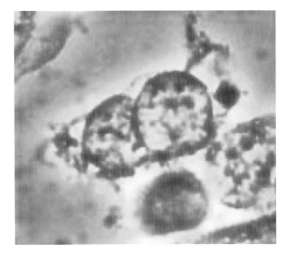

HPV 引起的细胞改变

多核化及核质比倒置

CIN 3

图 10-73　组合表现的图示和湿封片外观。增生异常的细胞核质比倒置，含有 2 个大的细胞核，细胞质非常稀少（CIN 3）

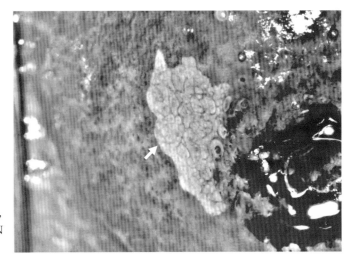

图 10-74　边界清晰的醋酸白色区（箭头），显示 1 个粗大的镶嵌图案。组织学上为 CIN 1 病变

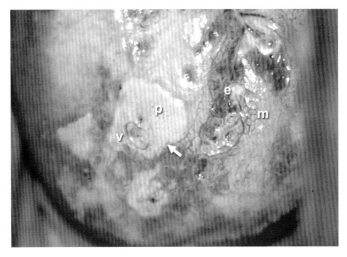

图 10-75　非常亮的雪白隆起病变（箭头），显示不典型血管（v）和点状血管（p），毛细血管间距明显增加（HPV/CIN 3）。可见暴露在柱状上皮内的镶嵌图案（m）和实心的上皮钉（e）

外生型病变包括肉眼可见的宏观病变，如外生型湿疣和早期微乳头病变。

外生型或乳头状湿疣通常在阴道镜下很容易诊断，尤其是当它们表现为典型的细长指状突起（图10-76）时。乳头内的血管可呈逗号状、鹿角形或螺旋形。使用醋酸后，这些血管大部分被遮盖，而乳头变白、收缩和分离，因此变得更容易识别（图10-77）。

有时，这些外生型病变的粗糙程度在阴道镜下被怀疑为不典型增生。外生型湿疣可累及大阴唇和小阴唇、前庭（图10-78）、阴蒂（图10-79）、阴道（图10-80）和子宫颈（图10-76）。

尖锐湿疣或疣是指外生型湿疣的表皮表现。疣表现为大小不一、质软的肉色肿块。尖锐湿疣可成簇出现，其中一些呈菜花状。在有红肿的肛门疣（图10-81）的情况下，建议检查直肠下段（图10-82）。即使没有检查到疣的存在时，生殖道疣和肛门疣亦可以传播。

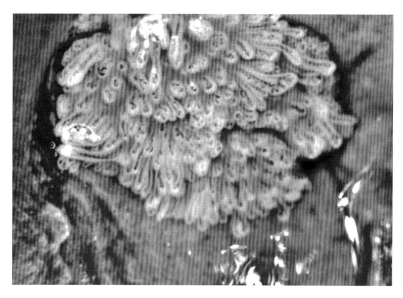

图 10-76 子宫颈外生型尖锐湿疣，具有典型的长指状突起，含扩张的轴向毛细血管

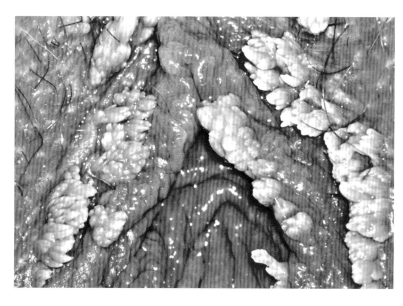

图 10-77 外阴外生型湿疣。使用醋酸后，血管被掩盖，而乳头变白、收缩和分离，因此变得更容易被识别

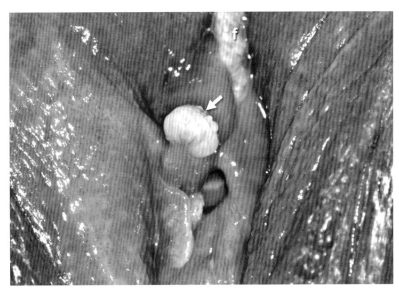

图 10-78　处女膜花状湿疣（箭头）和前庭扁平湿疣（f）

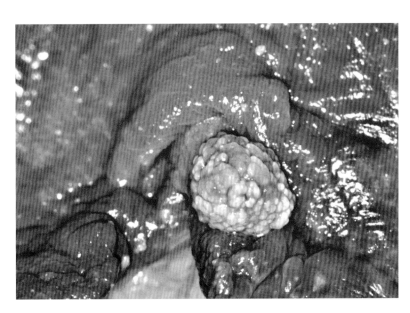

图 10-79　花状阴蒂湿疣

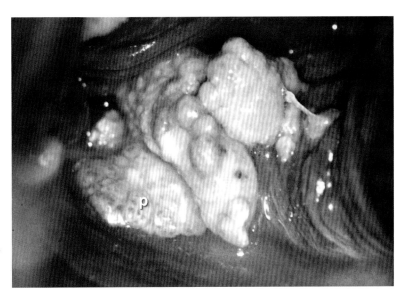

图 10-80　妊娠期阴道外生型湿疣。可见粗大的点状血管。外生型湿疣在分娩过程中自发排出

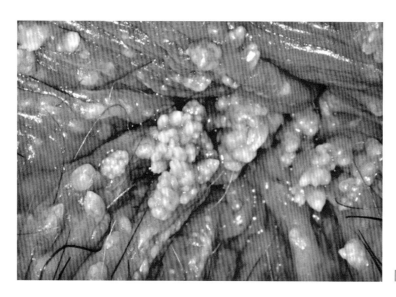

图 10-81　肛门疣

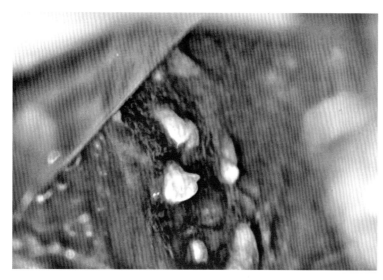

图 10-82　直肠外生型湿疣

暴露后的潜伏期从3周到8个月不等。

Bowenoid丘疹病是一种罕见的上皮内瘤变，表现可以类似生殖道疣或肛门疣。在生殖道和肛周区域呈单个或多个红色、棕色或肉色小斑点或斑块（图10-83）。诊断通常是通过皮肤活检确定的。

微乳头病变表现为微乳头状表面和细小的血管排列，类似于微型湿疣。如果没有对皮肤（图10-84）、阴道前庭（图10-85）、阴道（图10-86）、子宫颈（图10-87）和肛周区域（图10-88）进行特殊检查时，不容易被发现。有时，尤其是在外翻的柱状上皮上，甚至在有表面赘生物的情况下，受HPV感染并含有挖空细胞的上皮可累及柱状隐窝。这种特殊的病变组织学类型被称为倒置湿疣。

由HPV引起的微乳头病变必须与前庭乳头（图10-89）或处女膜乳头（图10-90）区分开来，后者是正常上皮细胞的一种变异，即使在舟状窝周围（马蹄形）应用醋酸后变白（图10-91），但也可能仅是由持续的摩擦引起的。前庭乳头和处女膜乳头是呈手指状光滑、柔软的突起，可长达数毫米。与HPV引起的病变不同，正常乳头呈规则的形状和分布，没有融合的趋势。当它们数量多且分布广时，其解剖学表现被称为前庭乳头瘤病。

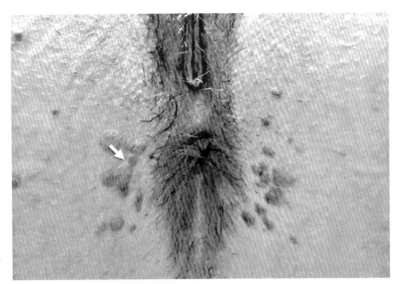

图 10-83　肛周 Bowenoid 丘疹病。病变可能汇合（箭头）

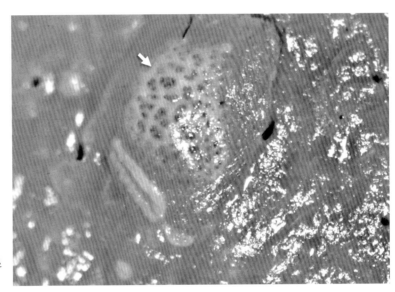

图 10-84　生殖道皮肤的 HPV 引起的微乳头病变（箭头）

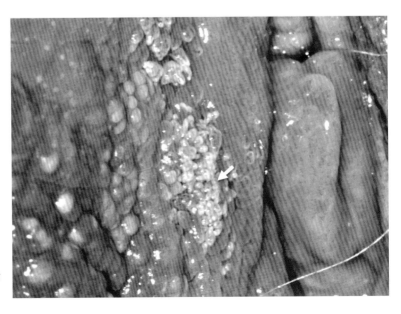

图 10-85　前庭的 HPV 引起的微乳头病变（箭头）

125

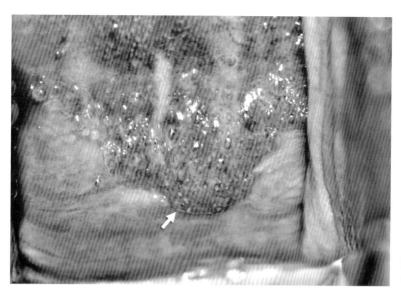

图 10-86　阴道后穹隆的 HPV 引起的微乳头病变（箭头）

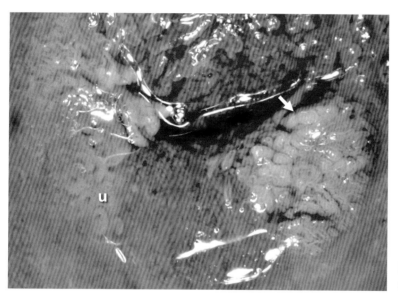

图 10-87　子宫颈后唇的 HPV 引起的微乳头病变（箭头）。脐（u）

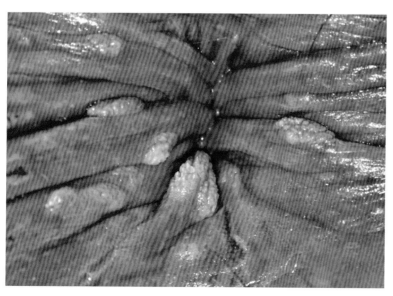

图 10-88　肛周的 HPV 引起的微乳头病变

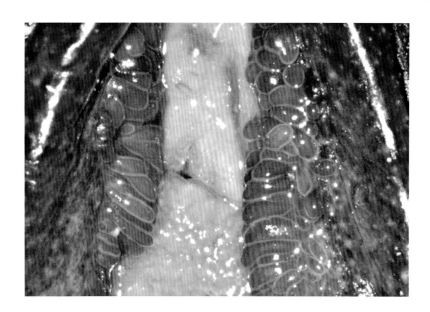

图 10-89　正常前庭乳头

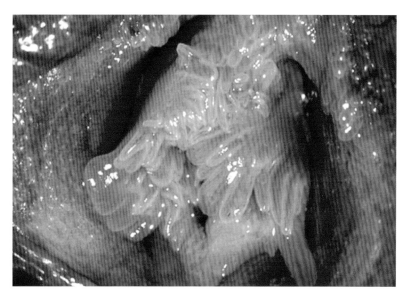

图 10-90　正常肥厚的处女膜乳头

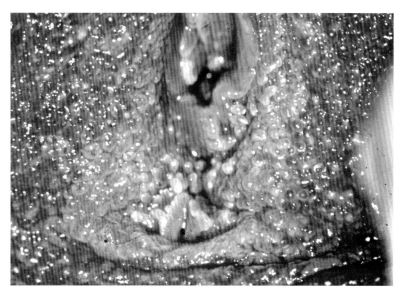

图 10-91　年轻患者服用口服避孕药后的正常前庭乳头。舟状窝周围可见典型的马蹄形醋酸白色改变

127

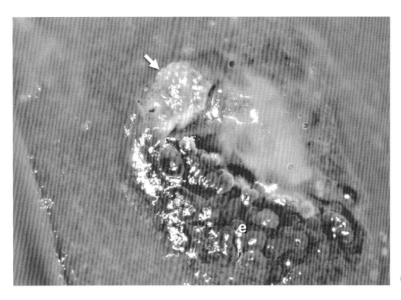

图 10-92 子宫颈上的 HPV 引起的
扁平湿疣（箭头）。暴露的柱状上皮
（e）

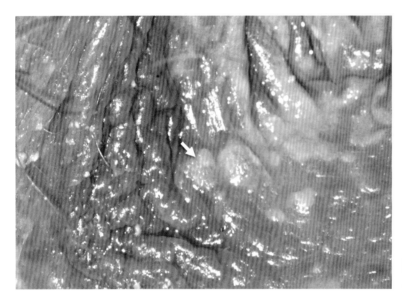

图 10-93 舟状窝上的 HPV 引起的
扁平湿疣（箭头）

扁平型病变可通过阴道镜或醋酸目视检查（VIA）确诊，因此被称为亚临床乳头瘤病毒感染（SPI）。扁平型病变可表现为扁平的醋酸白色病变或白斑。

扁平的湿疣可能由于子宫颈（图3-4、图10-92）、舟状窝（图10-93）、阴道内（图10-94）和肛周（图10-95）皮肤的角化过度而显示出细颗粒或独特的珍珠状表面。这些扁平型病变可以显示点状血管（图10-75）或镶嵌图案（图10-74），这取决于支持间质是否产生乳头或嵴。上皮厚度和间质结构使扁平湿疣的表面变得更粗糙，类似于因不典型上皮而导致的阴道镜下病变，阴道镜检查难以区分。在组织学上，必须有核异型性才能诊断HPV相关病变。外阴可见的皮脂腺，被称为Fordyce斑点或颗粒（图10-96），可类似HPV感染诱发的扁平湿疣，但它们均匀分布和淡黄色的外观为诊断提供可靠依据。Fordyce斑点表现为凸起、苍白、白色或淡黄色小斑点或肿块，直径1~3mm。它们完全正常、无害、无痛，发生在70%~80%的成年人身上。

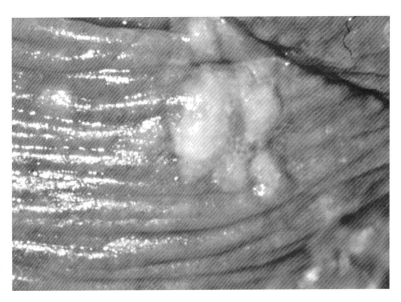

图 10-94　累及阴道壁的 HPV 引起的扁平湿疣

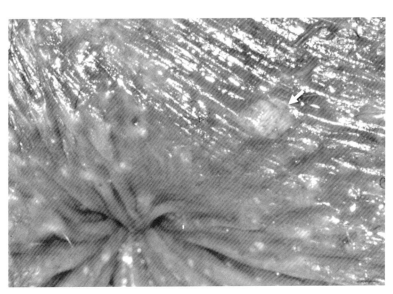

图 10-95　肛周的 HPV 引起的扁平湿疣（箭头）

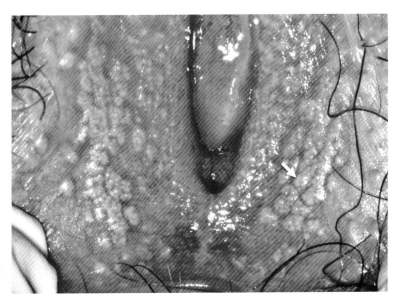

图 10-96　前庭内窝周围的 Fordyce 斑点（箭头）

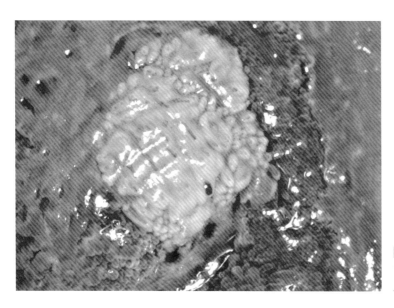

图 10-97 无明显不典型血管的醋酸白色上皮扁平斑块。病变由 HPV/CIN 2 上皮组成

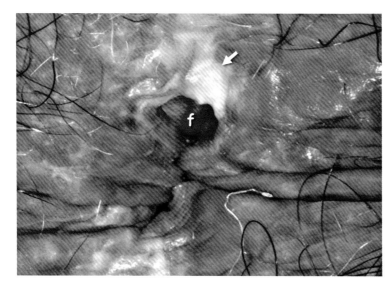

图 10-98 箭头表示有光泽、致密的醋酸白色上皮，呈扁平湿疣状。活检显示肛门高级别 SIL。肛周裂（f）

扁平湿疣可能严重误导阴道镜医师，因为它们可以掩盖高级别病变，特别是当高级别病变表现为无明显不典型血管的醋酸白色上皮扁平斑块时（图10-97）。

尽管高级别的CIN会产生伴有粗大血管模式的粗糙结构，但活检是必需的。

必须注意肛周病变，因为它们可能隐藏上皮内病变（图10-98）。肛门上皮内瘤变（AIN）是肛门黏膜的癌前病变，是肛门癌的前兆。由于已知某些人在数年内会发生AIN向肛门癌的进展，因此在某些高危人群中筛查AIN和早期肛门癌以及治疗进展期AIN病变是合理的。未能正确检查肛门皮肤往往是延误诊断的原因。

分散的子宫颈和阴道扁平湿疣（图10-99）必须与假丝酵母菌感染引起的中央凹陷性红斑丘疹相鉴别。应用醋酸后，真菌丘疹仍呈红色或呈淡白色，轮廓呈红色（图10-100），并在根据湿封片显微镜的正确诊断进行适当治疗后消失。

扁平湿疣的一个特征性变异表现为脑样微卷曲上皮改变，均匀口径的毛细血管平行于表面，将

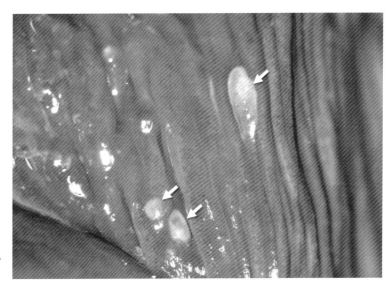

图 10-99　阴道的 HPV 引起的扁平湿疣（箭头）

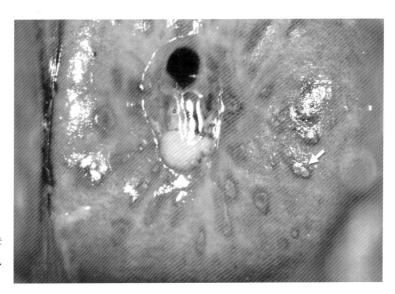

图 10-100　使用醋酸后，由假丝酵母菌感染引起的真菌丘疹仍呈红色或呈淡白色，轮廓呈红色（箭头）

微卷曲与角化过度划界分开（图10-101）。有时，这种由HPV引起的特征性上皮紊乱可能很难与早期疣状癌中出现的类似疣状赘生物的脑状外观相鉴别。

脑样微卷曲型扁平湿疣必须与正常子宫颈黏膜的反转区相鉴别，后者是由于锥切术或LEEP术（环形电切术）后切除部位瘢痕形成导致的（图10-102）。仅出现黏膜皱褶，不出现角化过度及血管排列。

病毒性白斑也称为湿疣性子宫颈炎和湿疣性阴道炎，是一种弥漫性和边界不清的病变。患病的子宫颈（图10-103）和阴道（图10-104）均匀地镶嵌着许多与高的间质乳头对应的白色小点，这些高的间质乳头可以使轻微改变的上皮细胞升高。这些角化不良的乳头状突起产生白色斑点状的阴道镜下外观。病毒性白斑不同于真菌性和化生性白斑，因为白点看起来粗糙，大小不规则，稍高。

单纯疱疹病毒

单纯疱疹病毒1型和2型（HSV-1和HSV-2）属于被称为疱疹病毒的DNA病毒大家族，可引起单纯疱疹病毒感染，通常简称为疱疹。

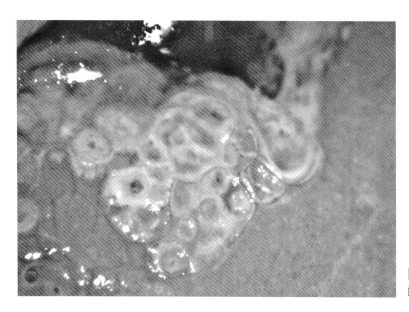

图 10-101 这种脑样微卷曲病变是 HPV 扁平湿疣的变异表现

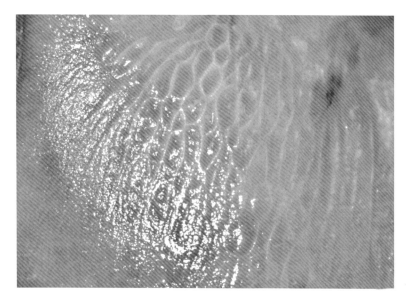

图 10-102 LEEP 术后切除部位瘢痕形成导致的正常子宫颈黏膜反转区

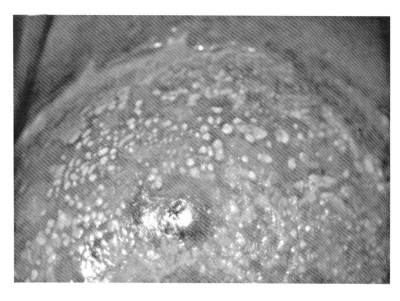

图 10-103 湿疣性宫颈炎。醋酸作用后，病毒穿刺的白点表现为粗糙、大小不规则、稍隆起

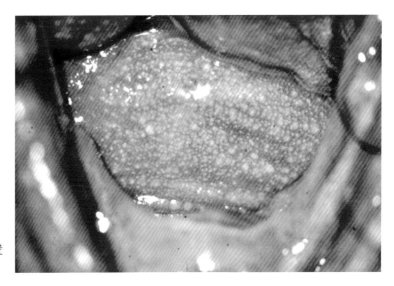

图 10-104 湿疣性阴道炎。阴道前壁散在粗糙、大小不规则、突起的白点

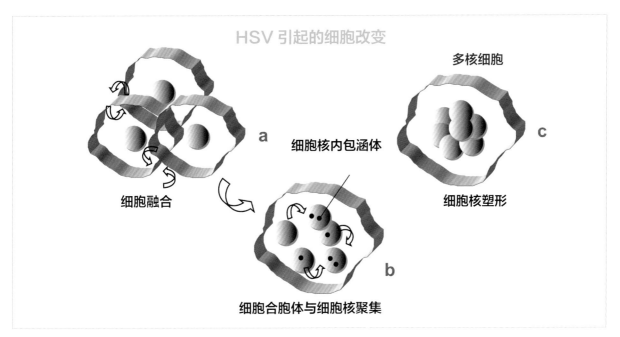

图 10-105 单纯疱疹病毒细胞变化的图示

HSV引起的细胞改变是：

- 多核细胞。
- "磨玻璃"细胞核。
- 多个细胞核内包涵体。

多核细胞（图10-105c、图10-106）是由几个细胞（图10-105a、图10-107）融合而成的合胞体，是病毒特异性蛋白质进入受感染细胞的细胞质膜的结果。一旦合胞体形成，细胞核在细胞质中游离，但倾向于聚集（图10-105b、图10-108）。最后，细胞核塑形，形状似黑莓，形成多核细胞。

染色后，由于积聚在核膜上的染色质呈颗粒状分散，细胞核出现低染色质性（"磨玻璃"细胞核）。这个发现依赖于脱氧核糖核蛋白的生成增加。

133

HSV 引起的细胞改变

多核细胞

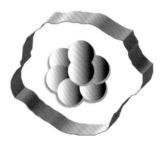

细胞核塑形

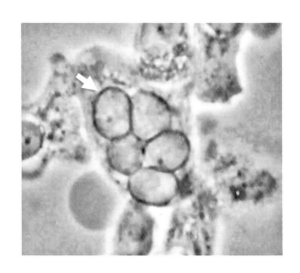

图 10-106 HSV 感染中多核细胞（箭头）的图示和湿封片外观。"磨玻璃"细胞核看起来像被塑形，似黑莓

HSV 引起的细胞改变

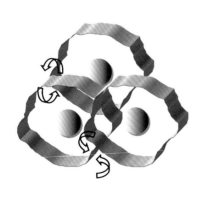

细胞融合

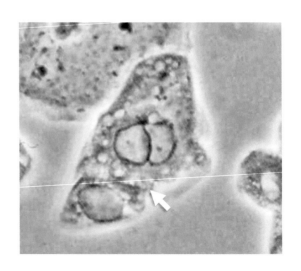

图 10-107 HSV 感染中细胞融合的图示和湿封片外观。箭头表示在形成的细胞合胞体中包含"磨玻璃"细胞核的细胞内的包涵体

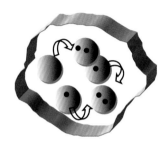

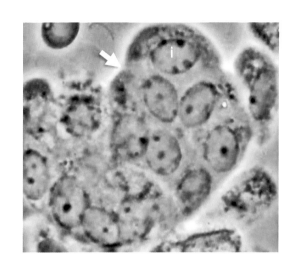

HSV 细胞改变

细胞合胞体、核聚集及核内包涵体

图 10-108　细胞合胞体（箭头）的图示和湿封片外观，细胞核倾向于聚集。核内包涵体（i）

核内包涵体（图105b、图10-108）在核仁消失时可见，表明病毒颗粒离开细胞后，HSV诱导的细胞变化晚期。包涵体可能很多，由残余细胞核成分组成。

如何区分HSV诱导的多核化与人乳头瘤病毒感染中可能遇到的多核呢？受HSV影响的细胞核（图10-109）通常含有粗大的核内包涵体，并且总是显得苍白，呈"磨玻璃"状。相反，HPV感染并没有表现出低染色质细胞核，它们的细胞核由于染色质浓缩，并且常常重叠而显得很暗。疱疹可累及口腔、嘴唇、鼻子或生殖道的皮肤或黏膜。HSV-1，也被称为口唇疱疹，可引起口腔周围和面部的发热水疱和冷疮。HSV-2通常是生殖器疱疹暴发的原因。

然而，每种血清型的病毒都可能导致疾病在任何一个地方出现。生殖器疱疹感染在全世界极为普遍，超过90%的成年人至少感染过其中一种病毒。在最初或原发感染后，一些感染者会出现病毒重新激活的偶发事件。

多数HSV-2感染者并没有意识到自己被感染了，因为他们根本没有任何症状，或者几乎没有明显的症状，这些症状无法被识别，或者可能被误认为是其他情况，如昆虫叮咬或皮疹。

在疱疹第一次暴发期间，一些人出现流感样症状，包括发热、（腹股沟附近）淋巴结肿大、头痛、肌肉痛、疲劳、恶心和食欲不振。泌尿生殖系统的症状可能表现为排尿痛、阴道分泌物异常以及水疱出现区域的刺痛、灼痛或瘙痒感。生殖器疱疹症状通常在感染者暴露1~2周时出现。

有些患者在出现水疱之前可能会有抽痛。水疱可能出现在女性的腹股沟（图10-110）和大腿、臀部和肛门周围（图10-111）、阴唇（图10-112）、阴道内和子宫颈等处。在生殖器疱疹感染过

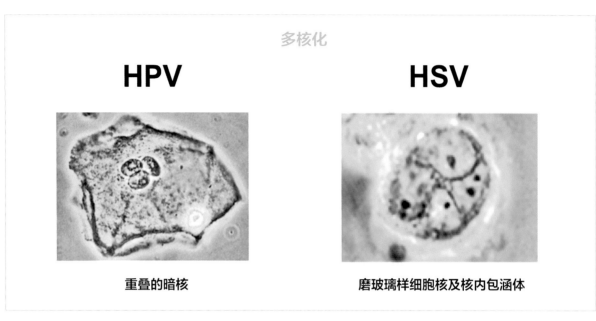

图 10-109　1 个感染了 HPV 并含有 3 个重叠暗核的细胞和 1 个 HSV 诱导的多核细胞的湿封片外观，显示塑形的"磨玻璃"细胞核，含有核内包涵体

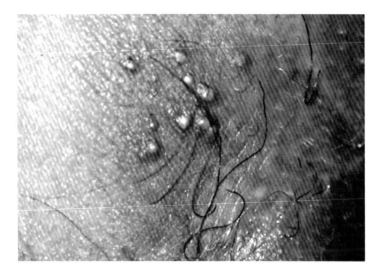

图 10-110　腹股沟疱疹水疱

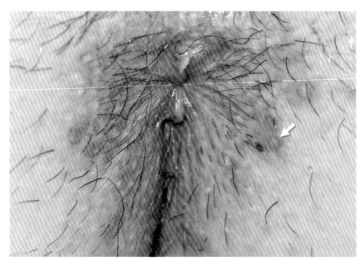

图 10-111　肛门周围充血性疱疹水疱（箭头）

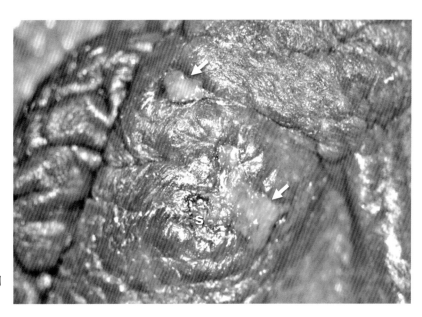

图 10-112　疱疹水疱累及右侧小阴唇。疱疹性结痂（s）

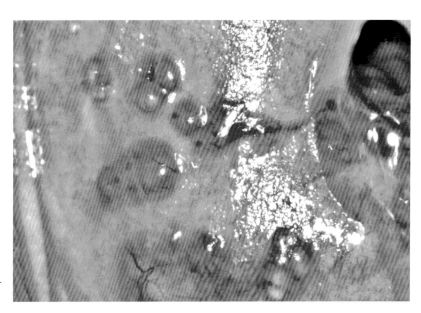

图 10-113　散在疱疹水疱累及子宫颈，覆盖充血的基底部

程中，阴道和子宫颈可能出现红肿或出现水疱覆盖充血的基底部的情况（图10-113）。这一发现并不是疱疹感染的病原体诊断，因为水疱覆盖了充血的基底部往往还与假丝酵母菌子宫颈炎（图10-114）和阴道炎的红斑疹有关。

　　然后水疱开放形成致痛性溃疡，累及外阴皮肤（图10-115、图10-116）、阴唇和肛周皮肤（图10-117）。在没有直接接触的区域也可能会发生病变。例如，在没有肛交的情况下，病变可能出现在肛门周围。

　　随着疱疹暴发的进展，溃疡表面覆盖纤维蛋白（图10-118），变成了结痂（图10-112），愈合后不留下任何瘢痕。这些病变可能需要2~4周才能完全愈合。

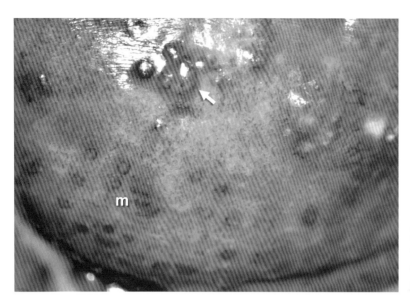

图 10-114　假丝酵母菌子宫颈炎。子宫颈上可见散在的红斑（m）和一簇水疱（箭头），覆盖着充血的基底部

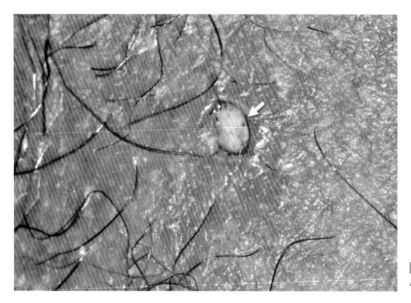

图 10-115　疱疹性溃疡伴周围血管溢出（箭头），累及外阴皮肤

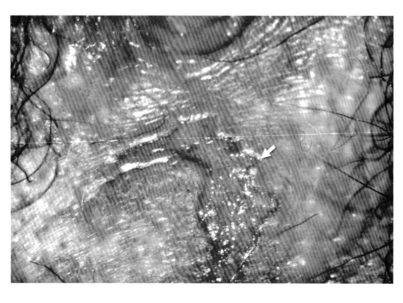

图 10-116　广泛疱疹性溃疡（箭头）累及会阴

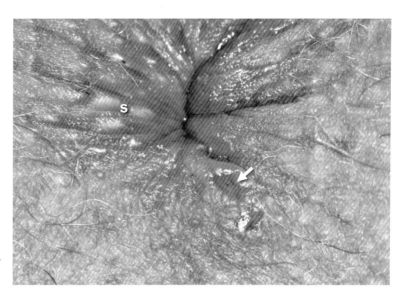

图 10-117　肛周疱疹性溃疡（箭头）与皮脂腺囊肿相邻

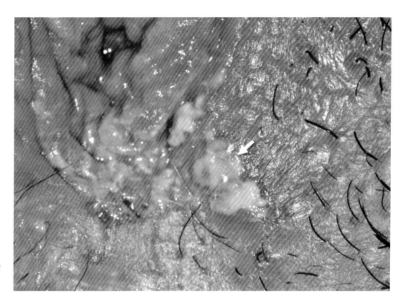

图 10-118　疱疹性溃疡被纤维蛋白覆盖（箭头）

传染性软疣病毒

　　传染性软疣是一种常见的、无害的皮肤病，由DNA痘病毒引起。这种病毒很容易通过皮肤—皮肤传播，但人们也可以通过在健身房里共用毛巾、衣服或垫子而传染上软疣。传染性软疣病毒（MCV）所致的传染性软疣表现为中心有一个陷凹的肿块（图10-119、图10-120）。肿块可能单独出现，更多地成群出现，呈坚硬、圆顶状、肉色、白色或粉色，有光泽，表面光滑。

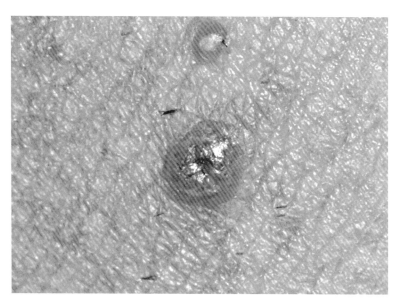

图 10-119　单个传染性软疣呈坚硬的圆顶状隆起，中间有一个浅凹

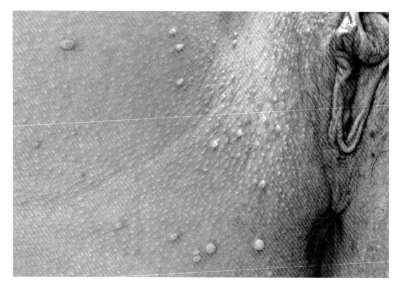

图 10-120　广泛的传染性软疣

第 11 章　医源性阴道镜下改变

一些药物、草药成分和天然物质可以改变子宫颈黏液的性状，以及子宫颈和阴道的阴道镜下表现，影响其营养状态或促进柱状暴露上皮的上皮化。

在服用口服避孕药的女性中，雌孕激素使整个月经周期的子宫颈黏液更厚、更黏稠和不透明，从而干扰对内子宫颈的视诊（图11-1）。此外，口服避孕药可引起内子宫颈黏膜微腺体增生（图10-26）。这些变化可能会在暂停口服避孕药后持续长达2个月。

自然绝经或诱导绝经后，由于子宫颈黏膜萎缩，有时很难区分不典型增生和正常黏膜。而且，由于失去乳头状外观，柱状上皮可能无法识别（图11-2），鳞-柱状交接部亦不易识别或在子宫颈外口处不可见（图2-10）。此外，含有以大细胞核为特征的深层细胞的涂片可能显示类似严重的不典型增生或鳞状细胞癌。

这些萎缩性疾病可能会被误诊为不典型增生，且不易实施子宫颈管活检。为了便于涂片进行阴道镜检查结果的评估和活检的实施，每天服用10μg炔雌醇，连续10天（雌激素试验）服用，是有效的措施，可以为涂片和阴道镜检查重建良好的黏膜状态。

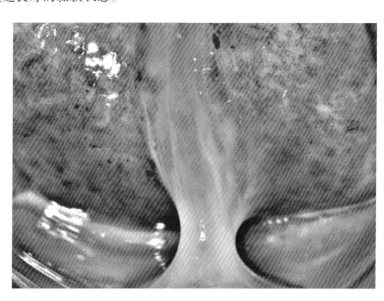

图 11-1　口服避孕药期间稠厚不透明的黏液干扰对内子宫颈的视诊

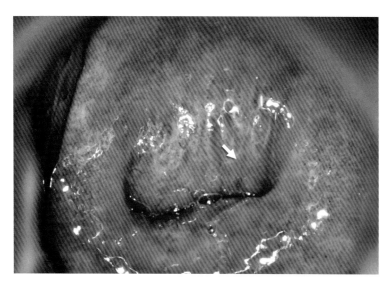

图 11-2　更年期黏膜萎缩。柱状上皮不可辨认，因为它已失去乳头状外观，鳞-柱状交接部不易辨认（箭头）

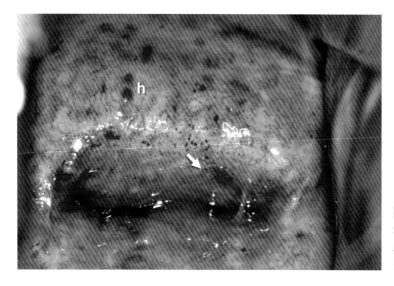

图 11-3　他莫昔芬引起的子宫颈萎缩。可见大小不等的、散在上皮下出血。鳞-柱状交接部几乎无法辨认（箭头）

　　由于给药剂量较低，避免了停药出血，且停药后子宫颈黏膜又迅速萎缩。因此，任何检查程序或活检必须在用药的最后一天进行，而不是几天后。

　　他莫昔芬是一种非甾体类抗雌激素药物，广泛用于乳腺癌患者的治疗和预防乳腺癌的复发。他莫昔芬也是FDA批准的用于患乳腺癌高风险健康女性的化学预防剂。因此，众多的女性将面对长期应用他莫昔芬的益处和潜在风险。这种药物竞争雌激素，与乳腺癌细胞中的雌激素受体结合。通过阻断雌激素在乳腺组织中的作用，减缓乳腺癌细胞的生长和繁殖。他莫昔芬的抗雌激素作用是导致阴道萎缩和更年期泌尿生殖系统综合征（GSM）的原因，以前这种萎缩称为萎缩性阴道炎。这种萎缩还可能累及子宫颈，伴有散在的上皮下出血（图11-3）。

　　当同时使用促性腺激素释放激素（GnRH）激动剂（曲普瑞林和醋酸亮丙瑞林）与他莫昔芬或芳香化酶抑制剂，预防绝经前乳腺癌患者化疗引起的卵巢损伤时，也观察到了生殖器萎缩。GnRH激动剂也适用于子宫内膜异位症和子宫肌瘤。

奥培米芬治疗后阴道镜下改变

萎缩性外阴　　　　　　　　　　　　　　营养性外阴

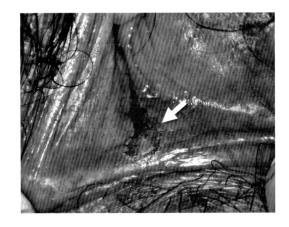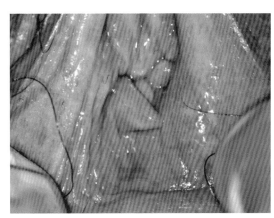

基础条件　　　　　　　　　　　　　　**治疗 3 个月后**

图 11-4　在基础状态下，萎缩的外阴在阴唇系带处显示严重的糜烂（箭头）。经过 3 个月的奥培米芬治疗，病变完全修复

外阴和阴道萎缩（VVA）是一种常见的疾病，其发展是雌激素水平下降的结果，影响多达45% 的绝经后女性，症状包括干燥、瘙痒、刺激、烧灼感和性交困难。这些患者通常也有一个或多个泌尿系统症状，包括尿急、尿多、夜尿、排尿困难、尿失禁和反复的尿路感染。如果这些症状得不到治疗，可能会影响性健康和生活质量。治疗包括性生活过程中使用非激素润滑剂和定期使用长效阴道保湿剂，这些治疗很少能恢复萎缩的生殖器，也不能提供长期的解决方案，因为它们不能治疗藏于表面下的基础疾病。

局部雌激素治疗，如雌激素霜、栓剂和环，可以改善症状和恢复阴道解剖。然而，许多女性认为局部用药不方便。

奥培米芬是一种新的选择性雌激素受体调节剂（SERM），适用于在绝经后出现的中重度性交不适且建议使用非激素治疗时。与其他SERM相比，奥培米芬对子宫内膜和血栓栓塞没有影响或没有显著影响，可用的临床数据支持乳腺安全性。该药可缓解外阴阴道（图11-4）和子宫颈萎缩（图11-5），显著改善GSM症状。

云芝是担子菌纲的一种伞菌，含有一种多糖肽，能诱导正性免疫调节作用和主要的促炎细胞因子。它以阴道凝胶的形式使用，还含有其他天然物质（透明质酸泡囊体、β-葡聚糖泡囊体、积雪草磷脂复合物、生物大肠埃希菌、芦荟和印棟提取物），有助于在子宫颈转化区域形成防御屏障，防止HPV整合。云芝显示了在子宫颈暴露的柱状上皮中加速鳞状上皮化生成熟的能力（图11-6）。

奥培米芬治疗后阴道镜下改变

萎缩性宫颈

营养性宫颈

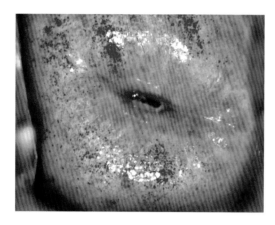
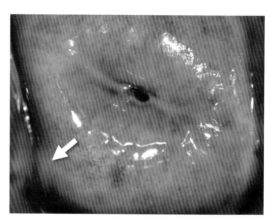

基础条件

治疗 3 个月后

图 11-5 在基础状态下，子宫颈出现营养不良和散在的上皮下出血。经过 3 个月的奥培米芬治疗后，上皮下出血消失，子宫颈上皮营养恢复，可见润滑的阴道分泌物（箭头）

云芝治疗后阴道镜下改变

暴露的柱状上皮

几乎成熟的鳞状上皮化生

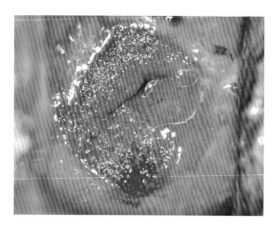
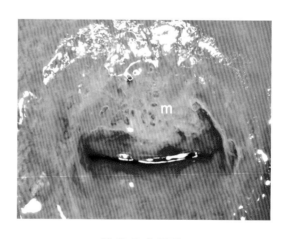

基础条件

治疗 3 个月后

图 11-6 在基础状态下，子宫颈显示出一个非醋酸白色暴露上皮。在使用含有云芝的阴道凝胶治疗 3 个月后，外翻的柱状上皮被几乎成熟的化生组织（m）替代

β - 葡聚糖治疗后阴道镜下改变

暴露的柱状上皮　　　　　　　　**几乎成熟的鳞状上皮化生**

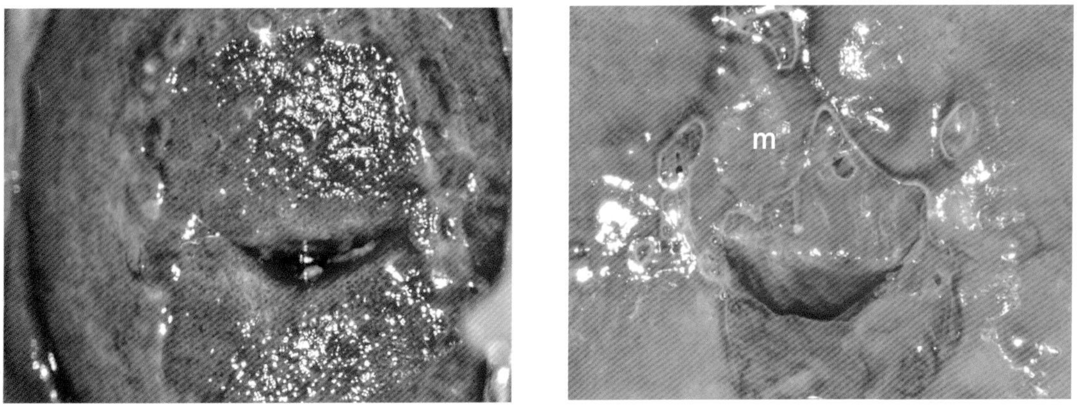

基础条件　　　　　　　　　　　**治疗 3 个月后**

图 11-7　在基础状态下，子宫颈显示出一个非醋酸白色暴露上皮，使用含 β - 葡聚糖的阴道凝胶 3 个月后，可以观察到几乎成熟的化生上皮（m）

以阴道凝胶形式局部应用羧甲基 β - 葡聚糖，作为 HPV 感染的辅助治疗和促进低级别 CIN（CIN 1）的消退。此外，局部应用 β - 葡聚糖显示病灶回缩率提高，上皮化时间和抗拉伸强度也得到改善。由于这些特性，局部应用 β - 葡聚糖缩短了转化区内复上皮化的时间（图 11-7）。

第 12 章 病例

病例见图12-1~图12-246。

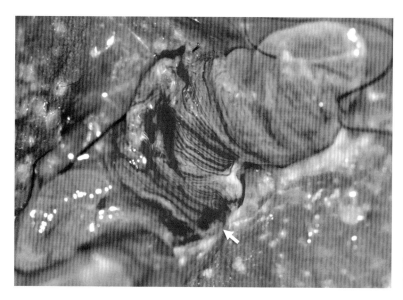

图 12-1 息肉样肉芽组织从愈合的外阴缝合术后的缺口（箭头）中长出来

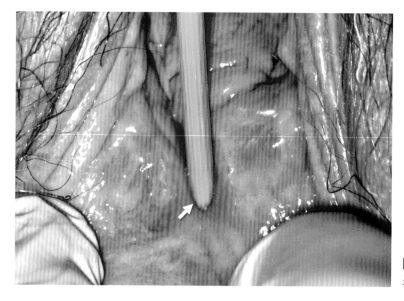

图 12-2 细胞刷的末端（箭头）穿过克罗恩病引起的直肠阴道瘘口

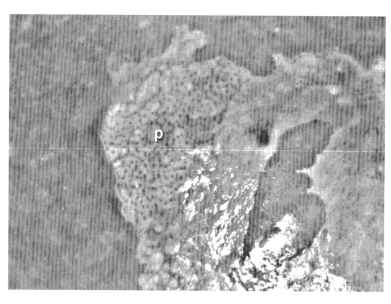

图 12-3 薄醋酸白色上皮上有细小的点状血管（p），红点之间有规则的距离

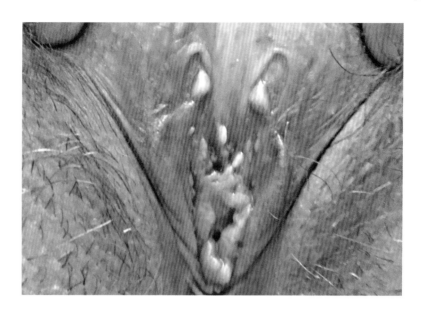

图 12-4 双阴蒂

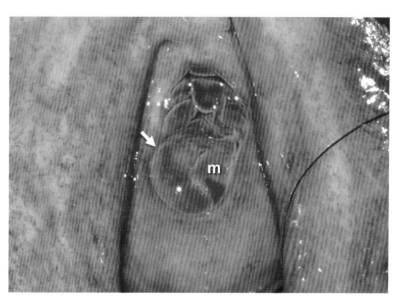

图 12-5 尿道肉阜（箭头）被一层浅的醋酸白色不成熟化生上皮（m）覆盖

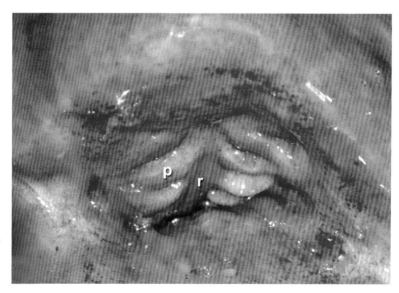

图 12-6 小斜柱、掌状褶皱（p），从子宫颈管前纵嵴（r）开始。这种结构像一种名为侧柏的树干上伸出的树枝

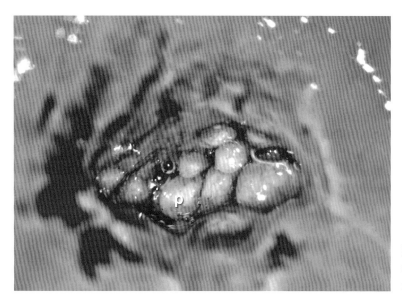

图 12-7 多发性息肉（p）的顶端衬有一层淡醋酸白色的不成熟化生组织

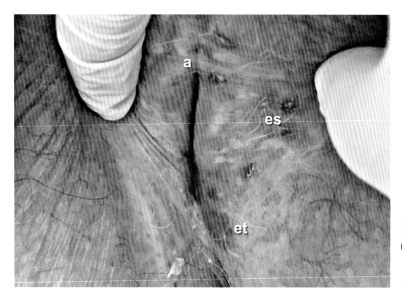

图 12-8 硬化性苔藓的小面积红斑（et）和糜烂（es）。瘢痕组织导致外阴结构丧失，舟状窝挛缩，小阴唇在阴蒂上方粘连（a）

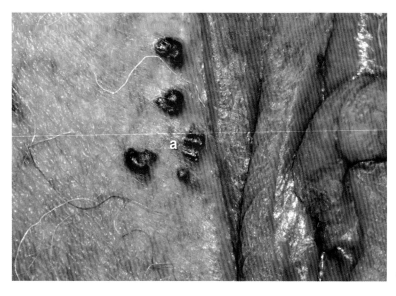

图 12-9 生殖器区域的血管角化瘤（a），呈红色隆起的块状结构

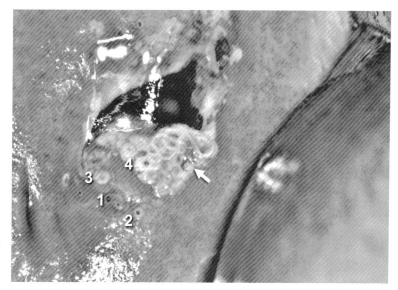

图 12-10 箭头指示处为 1 个脑样微卷曲扁平湿疣。阴道镜下可见 4 级腺体开口：Ⅰ级（1）、Ⅱ级（2）、Ⅲ级（3）和Ⅳ级（4）

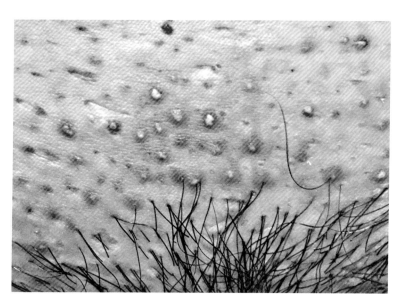

图 12-11 耻部毛囊炎的特征是毛囊周围弥漫的红色肿块或白头粉刺

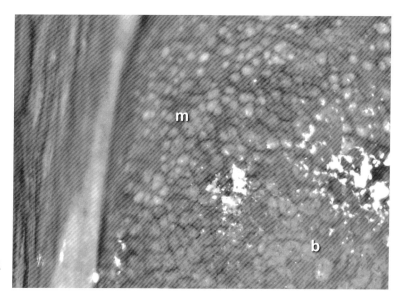

图 12-12 细小镶嵌（m）逐渐通过镶嵌基底（b）

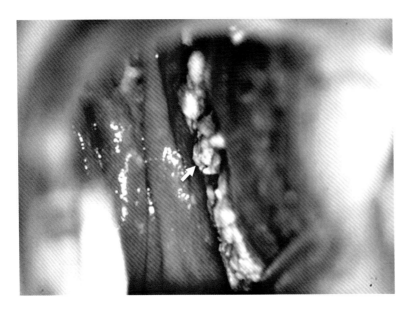

图 12-13 直肠花状湿疣（箭头）

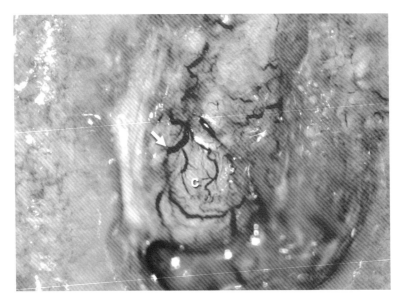

图 12-14 子宫颈腺囊肿上的箭头指示的是毛细血管（c），显示口径不规则。尽管血管形态异常，但不存在异型性

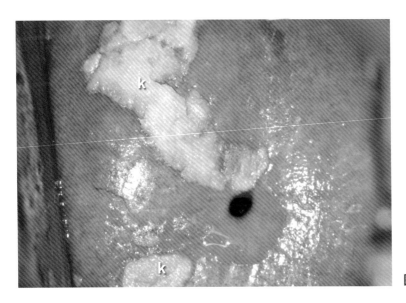

图 12-15 厚角化病（k）

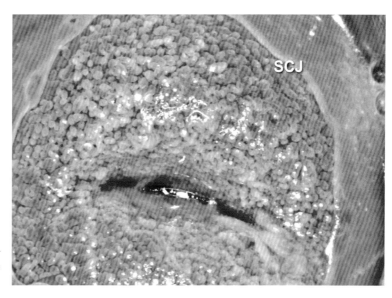

图 12-16 醋酸导致暴露的柱状上皮广泛区域内的单个绒毛肿胀和变白。鳞-柱状交接部（SCJ）

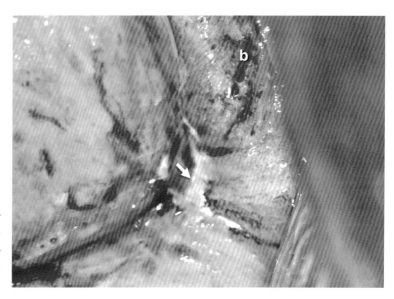

图 12-17 箭头表示全子宫切除术后阴道外侧隐窝有密集的醋酸白色区。阴道镜引导活检显示阴道 H-SIL（VaIN 3）。置入窥器会导致上皮破损和接触性出血（b）

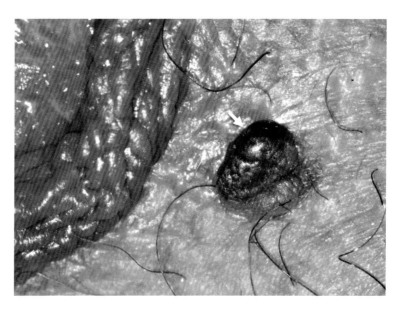

图 12-18 黑色素细胞痣（箭头）

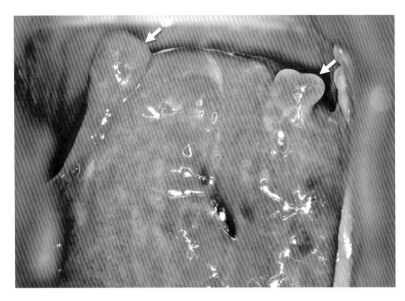

图 12-19 "小猪存钱罐"状局部子宫颈肥大（箭头）

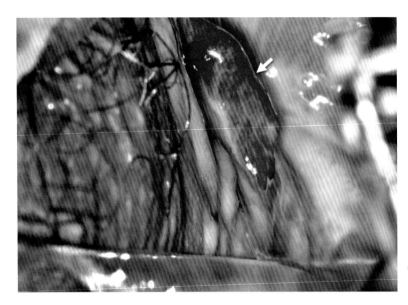

图 12-20 一个息肉样肉芽组织（箭头），在阴道缝合术后从右侧壁突出

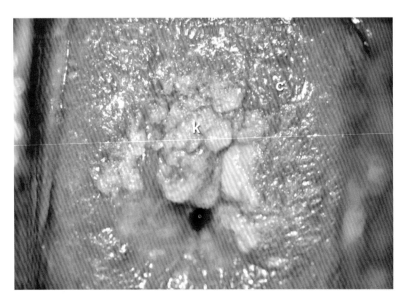

图 12-21 阴道镜下展示明显的厚角化病（k）和黏膜皱褶（c）。角化区组织学上表现为角化棘皮上皮

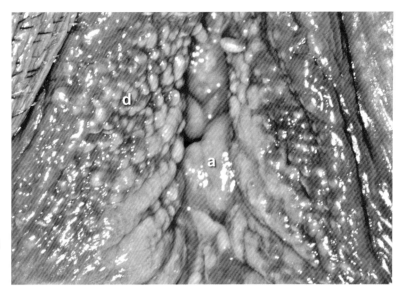

图 12-22 由于炎症，外阴可见弥漫性醋酸白色化（a）和散在、白色、凸起的圆点（d）

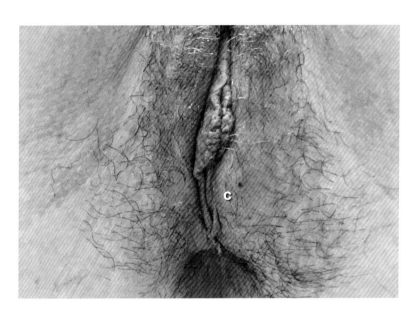

图 12-23 前庭大腺囊肿（c）

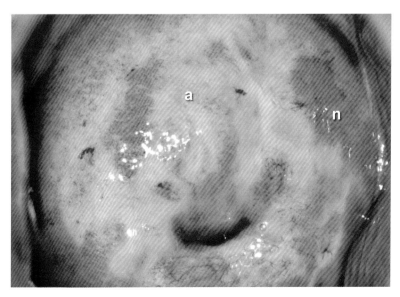

图 12-24 因炎症产生一种界限不清、分布广泛的浅醋酸白色化（a）。正常上皮（n）

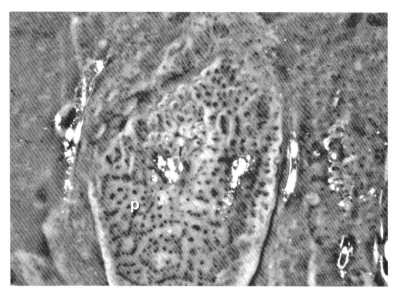

图 12-25 粗大点状血管（p）。组织学上为 CIN 3

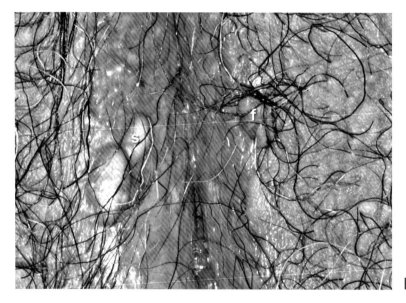

图 12-26 皮脂腺囊肿和纤维上皮息肉

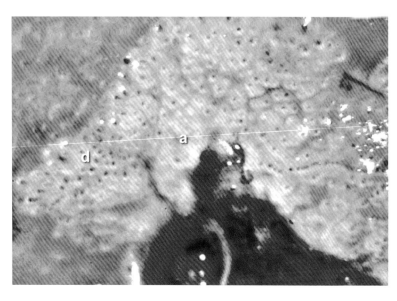

图 12-27 致密的醋酸白色上皮（a）显示分散的红点（d），大小规则，但分布不规则。组织学上为上皮 CIN 3

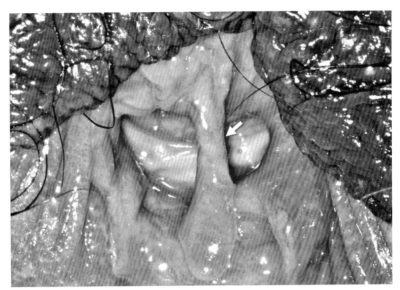

图 12-28 处女膜中隔。箭头指示为 1 条组织带穿过处女膜开口

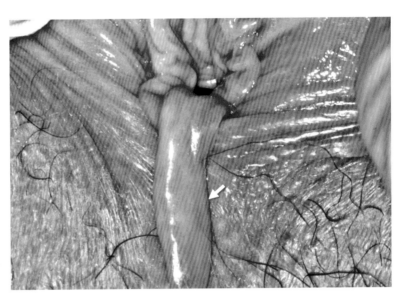

图 12-29 性交后，多余的组织带（箭头）被撕裂

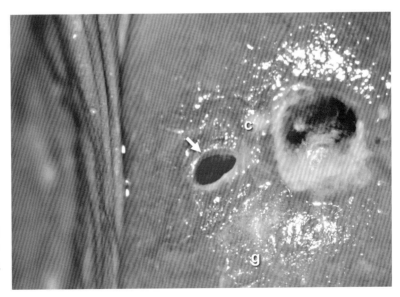

图 12-30 箭头指示自发性开放的潴留囊肿床。靠近子宫颈外口的子宫颈腺囊肿（c）呈黄色。角化颗粒（g）

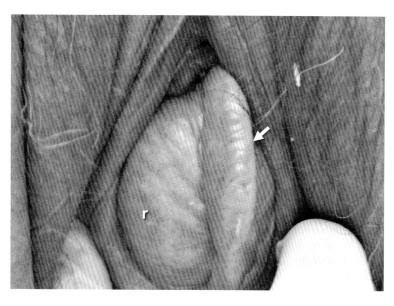

图 12-31 直肠前壁向阴道后壁膨出。直肠前膨出（r）上方是一个纵向的鸡冠样肥大组织（箭头）

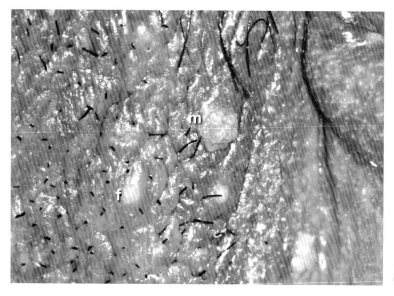

图 12-32 HPV 引起的微乳头病变（m）和扁平湿疣（f）的组合

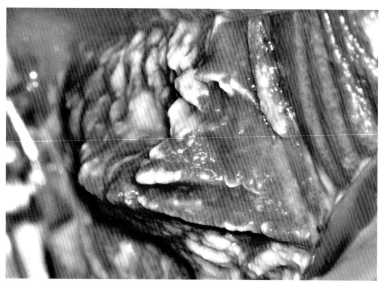

图 12-33 阴道镜图像显示阴道壁正常肥厚的皱褶，覆盖着白色和块状物

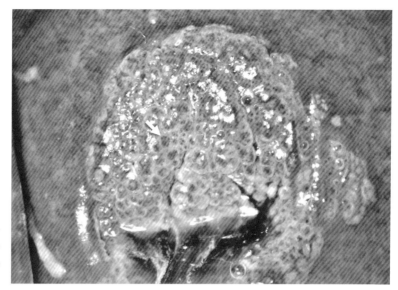

图 12-34 粗大点状血管表现为大且广泛分离的瘀点（箭头），位于浅醋酸白色上皮上方。组织学上为低级别 HPV-CIN 病变

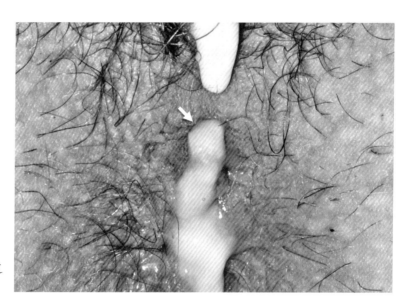

图 12-35 肛周瘘管切除术后阴道分泌物自会阴阴道瘘（箭头）流出

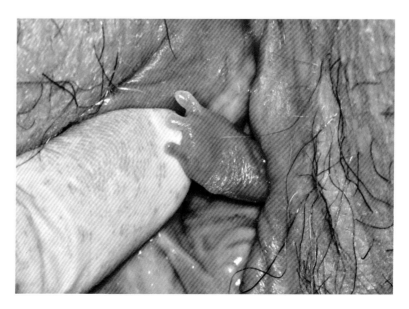

图 12-36 手形有蒂的阴道纤维瘤

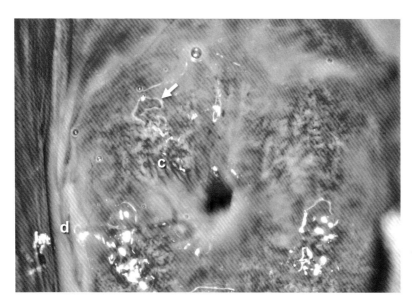

图 12-37 沙眼衣原体感染。阴道镜图像显示淡黄色分泌物（d）、广泛扩张的毛细血管（c）和上皮糜烂（箭头）

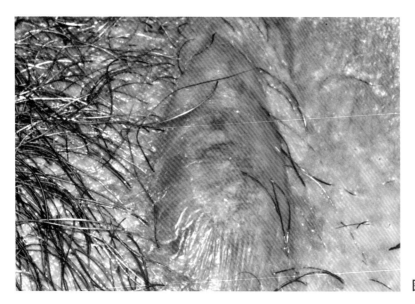

图 12-38 外阴脓肿

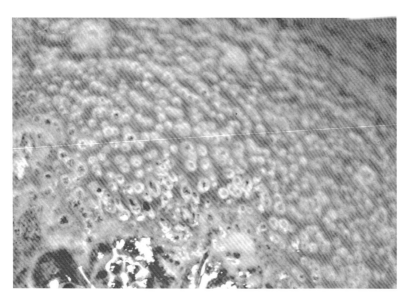

图 12-39 绒毛上的醋酸白色化生上皮超过光滑表面的高度，形成白斑。化生的白点大小规则

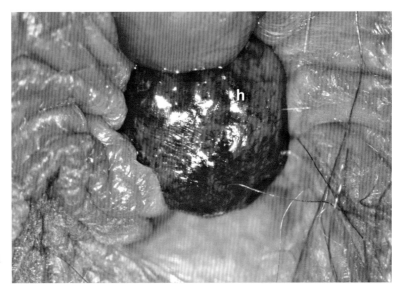

图 12-40　内痔（h）从直肠向下推进，从肛门向外突出

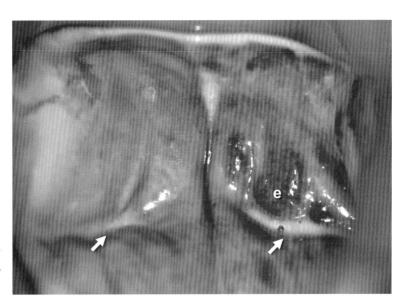

图 12-41　子宫切除术后的阴道穹隆，显示侧隐窝（狗耳）（箭头）和真菌感染引起的红斑（e）

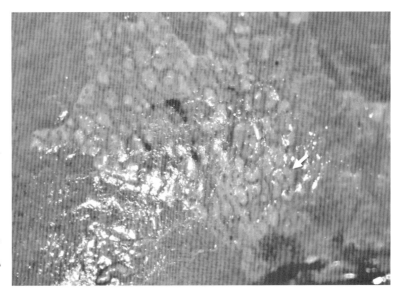

图 12-42　具有镶嵌图案的醋酸白色上皮，厚薄不一。从显示脐状凹陷的箭头区域穿刺活检，证实为低级别 HPV-CIN 病变

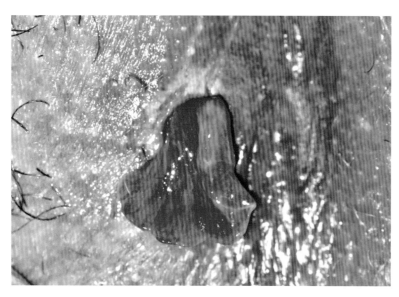

图 12-43 源自外阴缝合术后瘢痕的息肉样肉芽组织

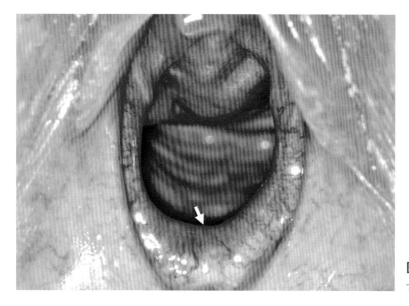

图 12-44 尽管有性行为，环形处女膜（箭头）看起来仍完好无损

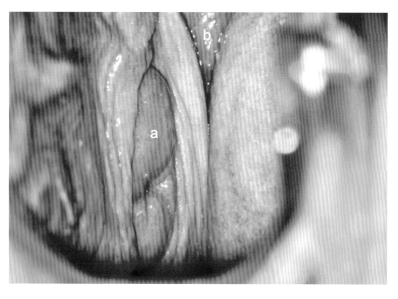

图 12-45 阴道镜显示双子宫的 1 个子宫颈（a）和第 2 个子宫颈（b）的一部分

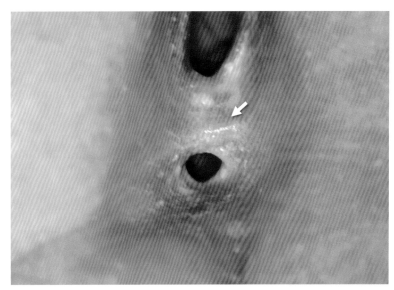

图 12-46　5 岁女孩的部分阴唇粘连
（箭头）

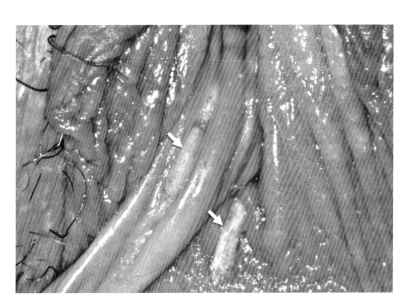

图 12-47　外阴扁平湿疣（箭头）

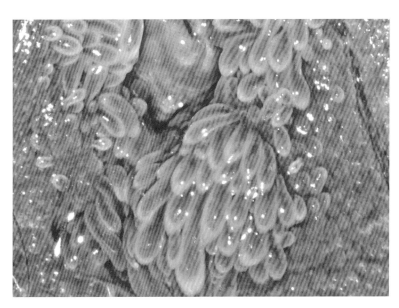

图 12-48　正常延长的前庭乳头

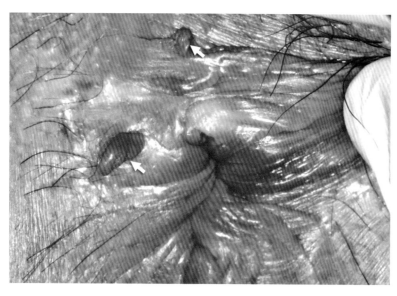

图 12-49 肛周纤维瘤（箭头）可能被误认为是疣。它们柔软的密实度和光滑的表面能有助于正确的诊断

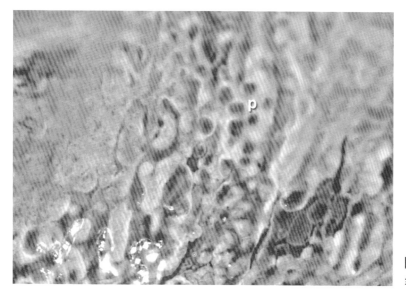

图 12-50 粗大点状血管（p）。组织学上显示为原位癌

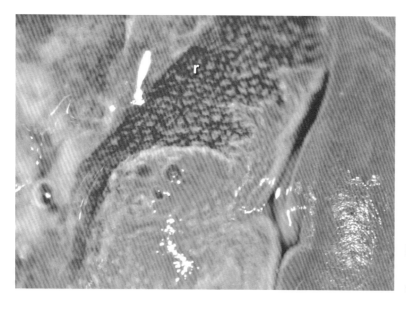

图 12-51 具有镶嵌图案的强烈红色区域（r）。组织学上显示 CIN 3 病变

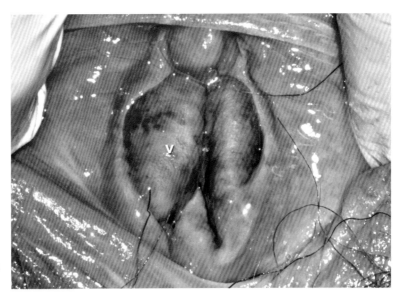

图 12-52 妊娠 18 周时前庭静脉曲张（v）

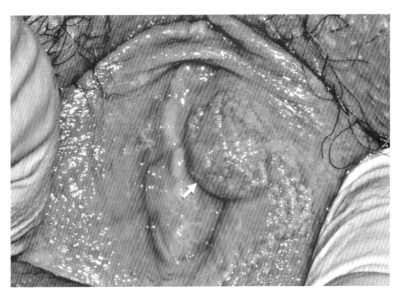

图 12-53 外阴中肾管囊肿（箭头）。中肾管囊肿是 Wolffia 管退化的残余

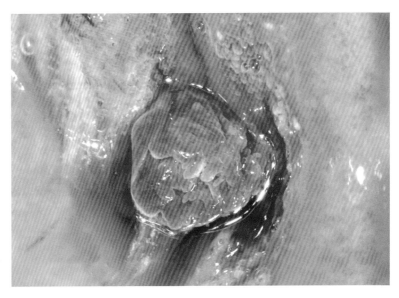

图 12-54 有蒂黏膜下肌瘤从子宫颈管中突出

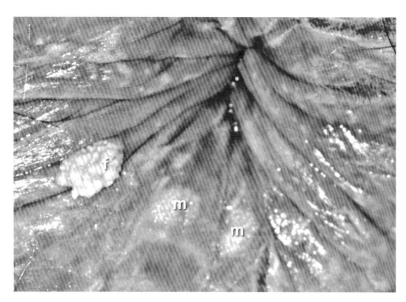

图 12-55 肛周花状湿疣（f）和 HPV 引起的微乳头病变（m）

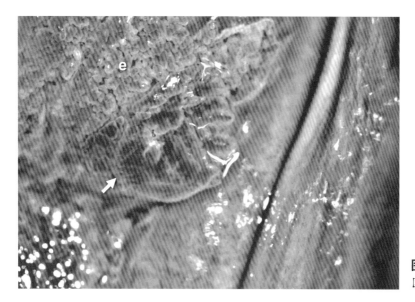

图 12-56 从暴露的柱状上皮（e）区域隆起的一个花状湿疣（箭头）

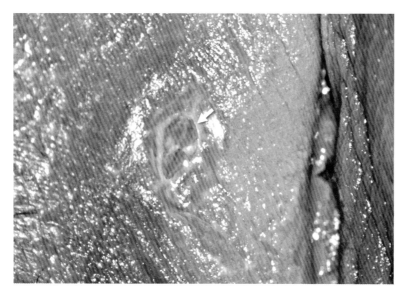

图 12-57 中心糜烂的硬溃疡（箭头）（下疳）

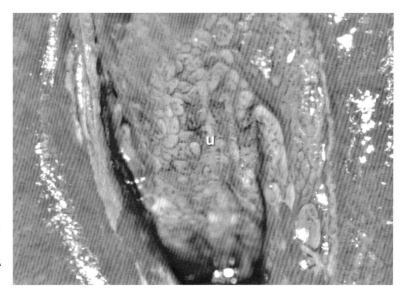

图 12-58　醋酸白色区域有粗大的镶嵌与点状血管（脐）（u）混合。累及子宫颈管的病变组织学上为低级别 HPV-CIN 病变

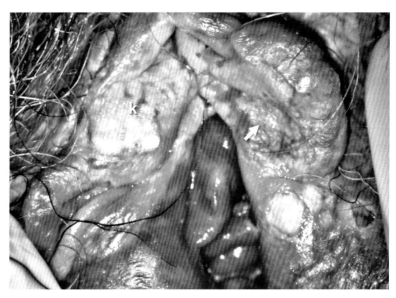

图 12-59　硬化性苔藓。阴道镜图像显示大面积的厚角化病（k）。在箭头区发现 1 个非常小（小于 1mm）的早期浸润性癌

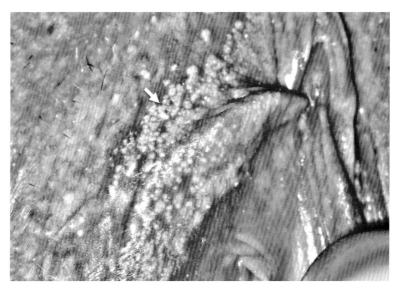

图 12-60　Fordyce 斑（箭头）累及右唇间沟和小阴唇

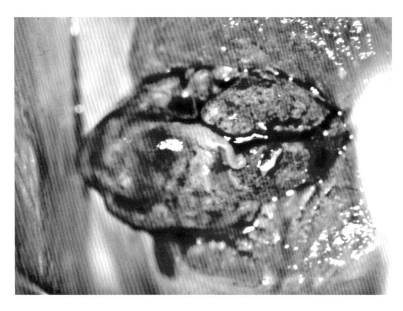

图 12-61 1个出血性息肉从子宫颈外口突出。组织学上为子宫内膜癌

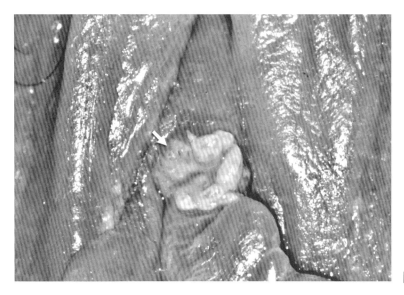

图 12-62 阴蒂花状湿疣（箭头）

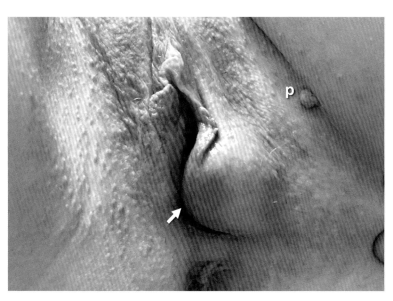

图 12-63 前庭大腺脓肿（箭头）和纤维上皮息肉（p）

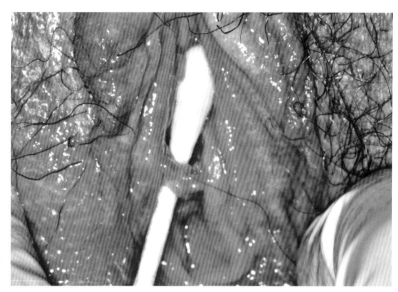

图 12-64　棉签头指示 1 个阴道口横隔

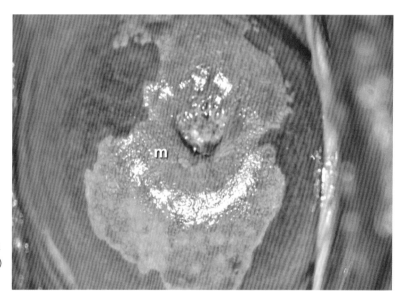

图 12-65　沙漏状薄的醋酸白色上皮，由不成熟鳞状上皮化生（m）而形成细小镶嵌图案

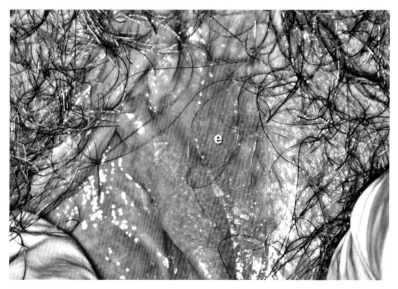

图 12-66　左大阴唇蜂窝织炎（e）表现为红色、肿胀的区域，摸上去感觉又热又软。炎症的边界比肿胀的边界要小得多，因为间质比上皮受影响更大

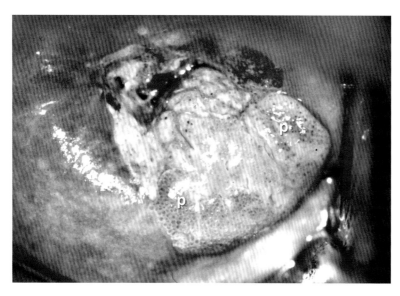

图 12-67　可见子宫颈隆起性病变。注意 p 处的粗大点状血管。LEEP 证实病变为鳞状乳头瘤，上皮改变与 CIN 3 一致

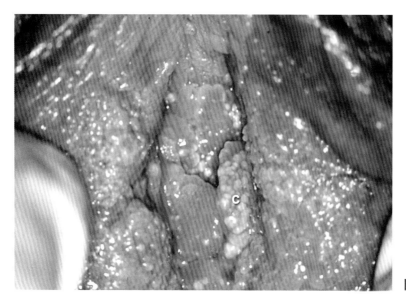

图 12-68　广泛外阴扁平湿疣（c）

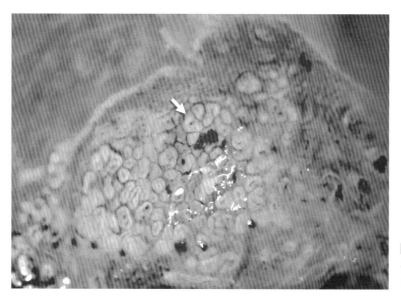

图 12-69　粗大镶嵌显示"脐"（箭头）。组织学上为高级别 HPV-CIN 病变

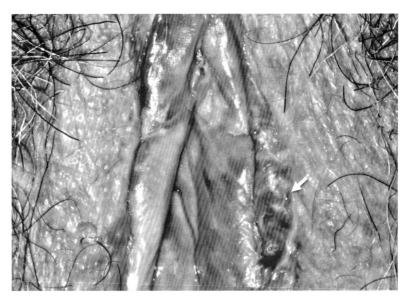

图 12-70 左侧唇间沟弥漫性血管
角化瘤（箭头）

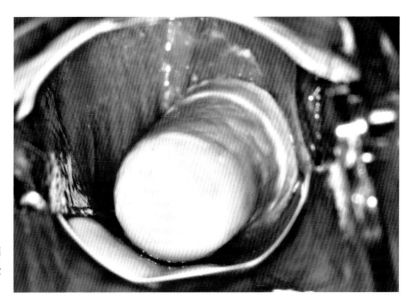

图 12-71 阴道冲洗液的盖子在阴
道内残留，阴道内充满白色、恶臭
的分泌物

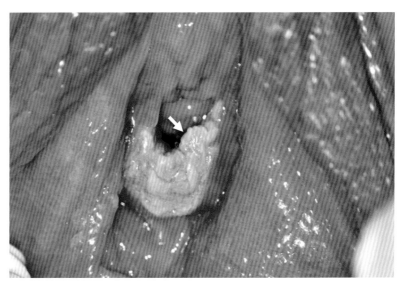

图 12-72 处女膜扁平湿疣（箭头）

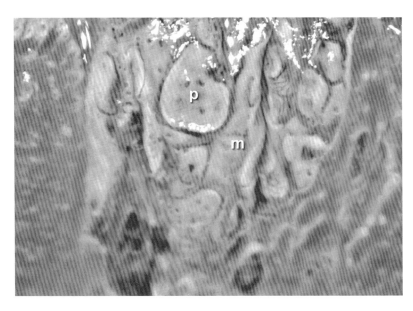

图 12-73 粗大镶嵌（m）与粗大点状血管（p）混合。组织学上为原位癌

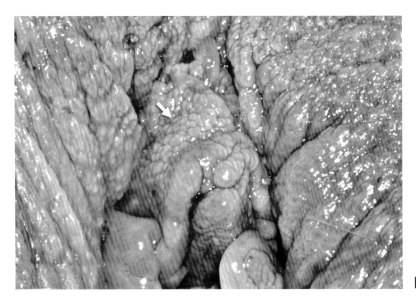

图 12-74 外阴散在扁平湿疣（箭头）

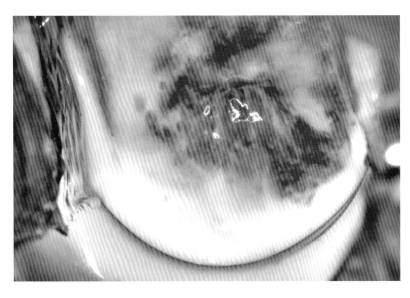

图 12-75 细菌性阴道病中白色、丰富且均匀的分泌物

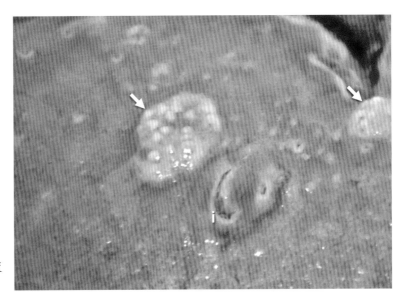

图 12-76 HPV 引起的微乳头病变（箭头）。半圆形柱状上皮岛（i）

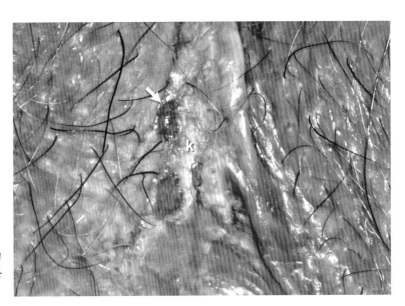

图 12-77 阴道镜图像显示包茎的阴蒂帽（硬化性苔藓）上有 HSV 疮（箭头）和角化病（k）

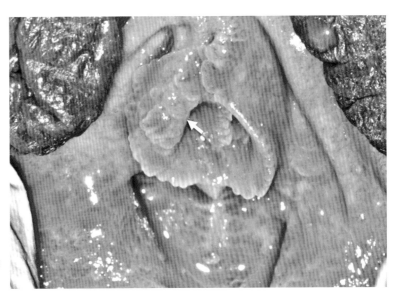

图 12-78 肥大的黏膜皱褶（箭头）遮住阴蒂

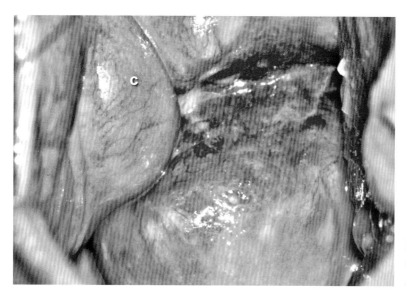

图 12-79 Gartner 管囊肿（c）起源于原始中肾小管终末部分分支的胚胎上皮残余

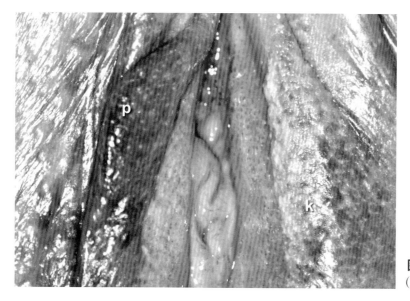

图 12-80 右侧小阴唇色素沉着（p）和左侧小阴唇薄角化病（k）

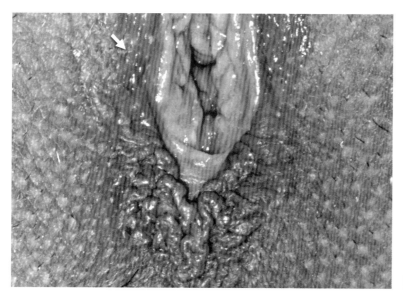

图 12-81 小阴唇发育不全（箭头）

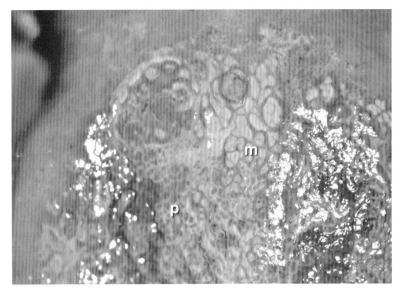

图 12-82 粗大镶嵌（m）和粗大点状血管（p）的组合

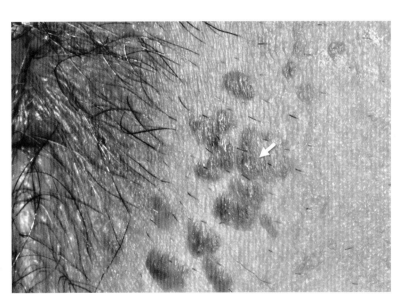

图 12-83 肛周鲍温样丘疹病（箭头）可类似肛周疣

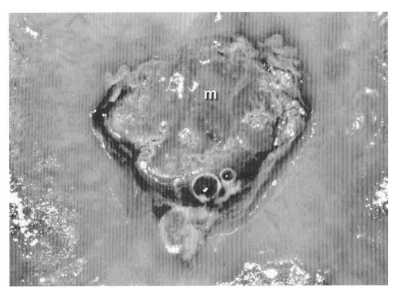

图 12-84 成熟化生上皮（m）覆盖在粗大的树枝状血管末端

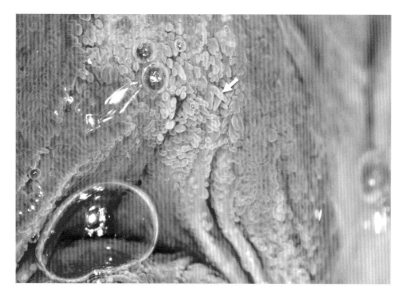

图 12-85　一旦使用醋酸，由于单个绒毛肿胀和变白，柱状上皮呈葡萄状外观（箭头）

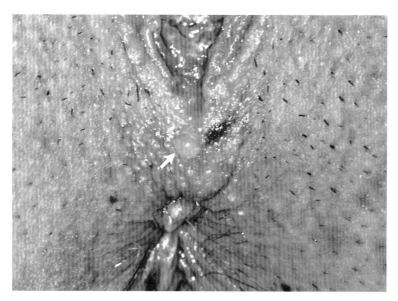

图 12-86　会阴处的单个单纯疱疹病毒水疱（箭头）

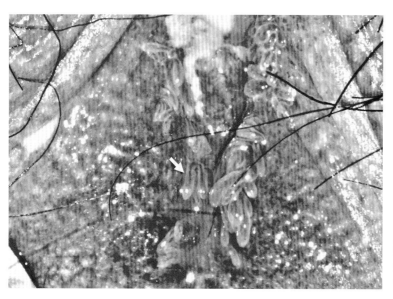

图 12-87　充血性外阴，显示肥大的正常乳头，包含扩张的轴向毛细血管（箭头）

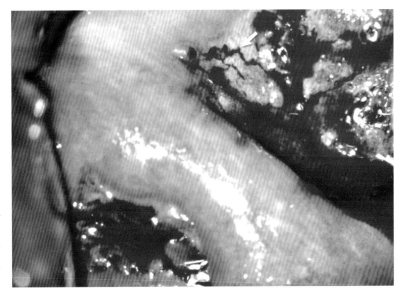

图 12-88　双角子宫。箭头所指的是一个不典型的血管，它走行在溃疡和脆弱表面，这个溃疡和脆弱表面可能被误认为是异位的柱状上皮。组织学上为内生性浸润癌。出现一个异常转化区，界线清楚、易受损的浅表溃疡时，必须怀疑浸润癌

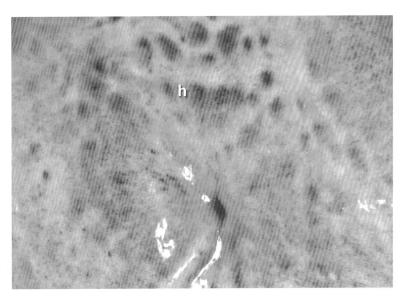

图 12-89　更年期子宫颈。萎缩上皮见散在上皮下出血（h）

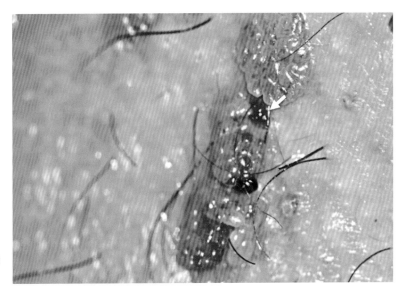

图 12-90　生殖器疣。由于不断的摩擦导致病变内出血（箭头）

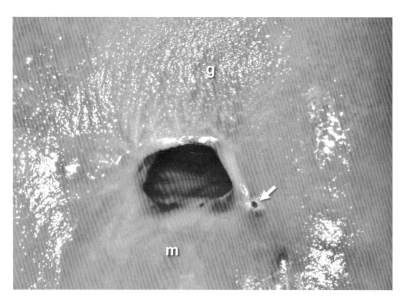

图 **12-91** 具有成熟化生上皮（m）和角化颗粒（g）的转化区。箭头表示Ⅱ级腺体开口

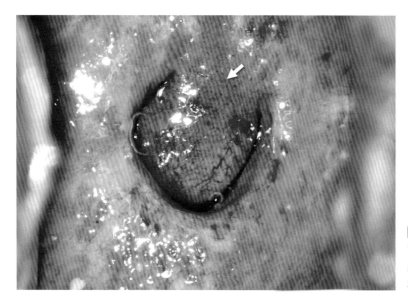

图 **12-92** 肥大的树枝状血管末端可能类似于内子宫颈息肉。广泛的外子宫颈前壁检查（箭头）可提供有用的诊断提示

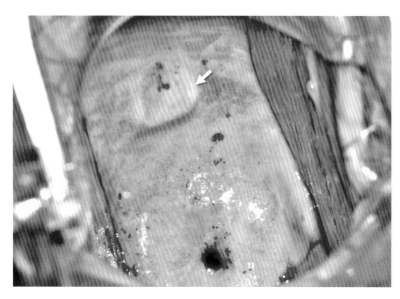

图 **12-93** 箭头所指的孔是既往子宫颈环扎术的结果

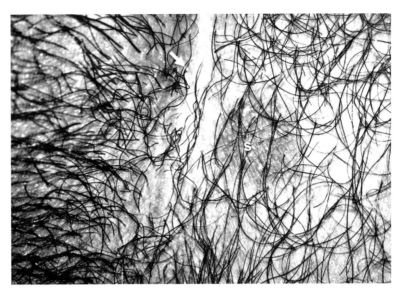

图 12-94 外阴银屑病中轮廓清晰（箭头）的红斑和卫星病变（s）

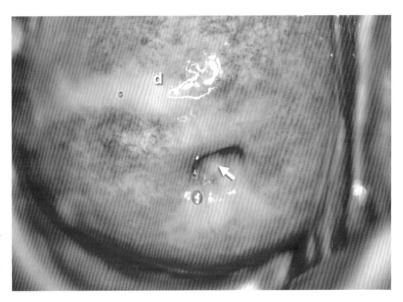

图 12-95 绝经期雌激素刺激。尽管鳞-柱状交接部上升达到子宫颈管（箭头），但应注意阴道分泌物（d）

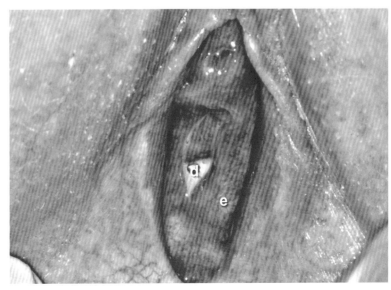

图 12-96 一名 7 岁女孩的假丝酵母菌病导致阴道前庭窝红斑（e）和白色块状分泌物（d）

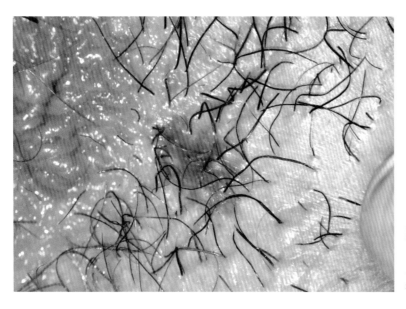

图 12-97 外阴多余乳头。注意乳头周围有乳晕，但下面没有乳腺组织，而是发现了脂肪组织（5类，称为假乳头）

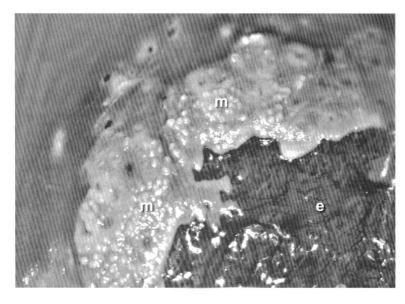

图 12-98 HPV 引起的微乳头病变（m）累及鳞-柱状交接部。暴露的柱状上皮（e）

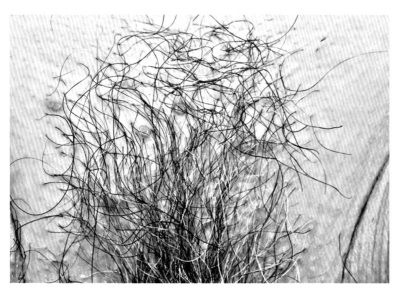

图 12-99 传染性软疣

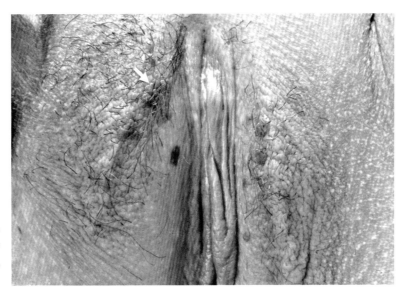

图 12-100 大阴唇多中心色素沉着疣状丘疹（箭头）。切除活检和组织学结果显示为 VIN 普通型，疣状亚型

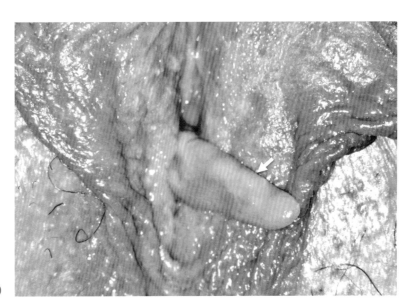

图 12-101 肥厚的处女膜肉阜（箭头）

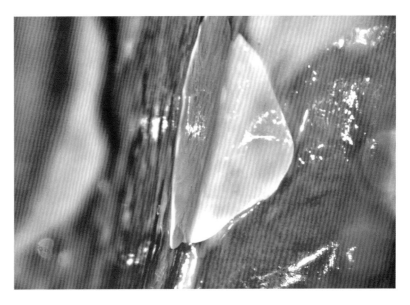

图 12-102 避孕套碎片残留在阴道中

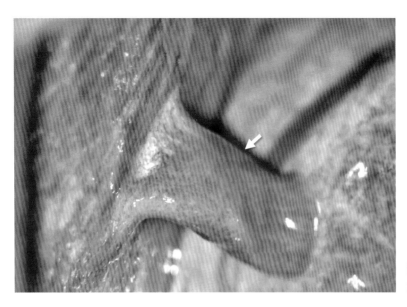

图 12-103 组织桥（箭头）连接右侧阴道壁与子宫颈

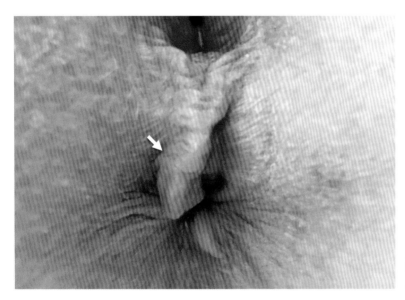

图 12-104 克罗恩病的典型肛周皮肤标记（箭头）

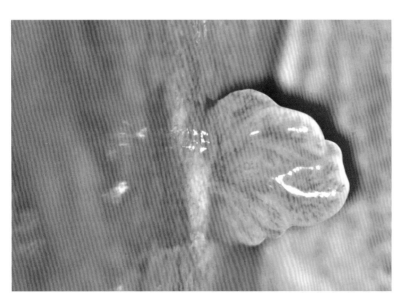

图 12-105 阴道息肉

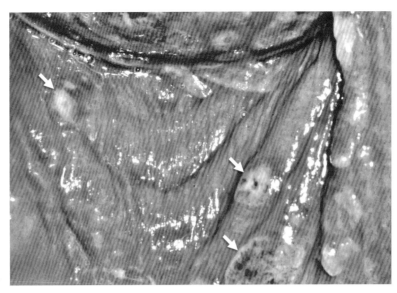

图 12-106 阴道散在扁平湿疣（箭头）

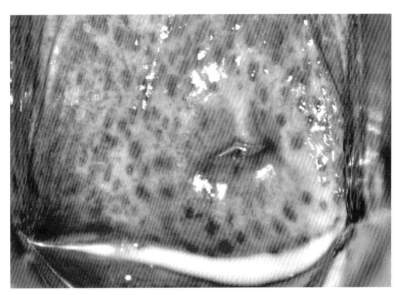

图 12-107 假丝酵母菌感染时有红斑累及子宫颈

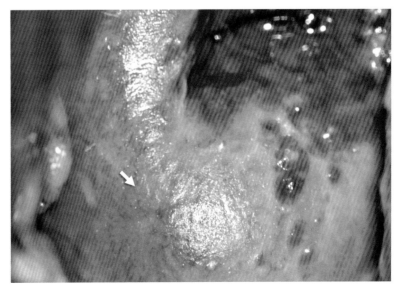

图 12-108 紫色子宫内膜异位囊肿（箭头）位于子宫颈间质深处

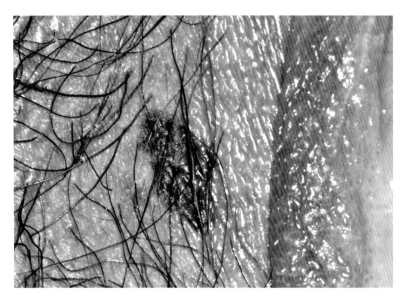

图 12-109 外阴黑色素细胞痣

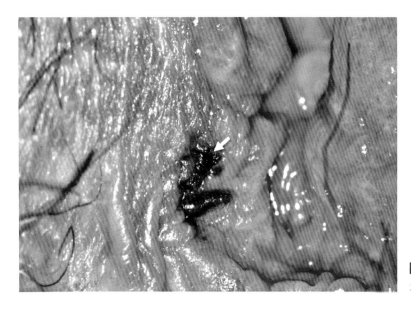

图 12-110 外阴不典型痣。组织学上为一个小面积的原位黑色素瘤（箭头）

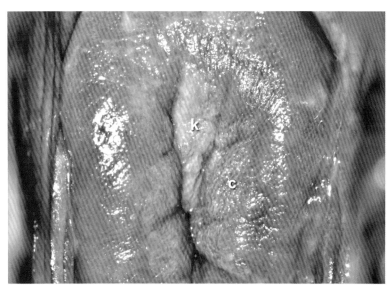

图 12-111 冷刀锥切术和 Sturmdorf 缝合止血后的广泛瘢痕，模糊了 SCJ，因角化病（k）和黏膜皱褶（c）而使随访更加困难

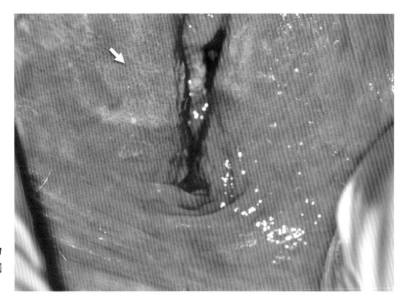

图 12-112 带有粗大镶嵌的醋酸白色区域（箭头）。穿刺活检发现外阴 L-SIL

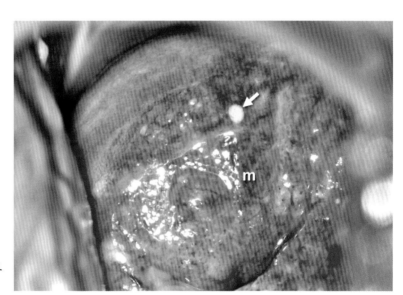

图 12-113 在充血、几乎成熟的化生组织（m）内的实心上皮钉（箭头）

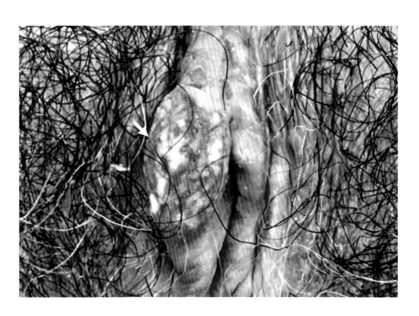

图 12-114 外阴浸润癌（箭头）

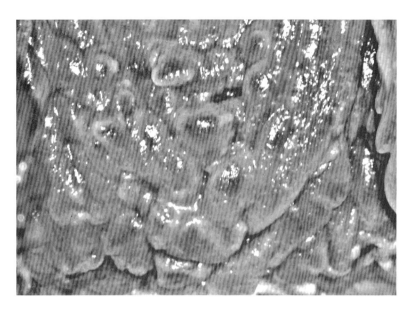

图 12-115 阴道黏膜肥厚和充血，无任何不典型性

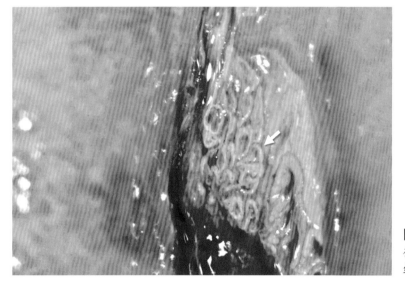

图 12-116 箭头表示一个脑样的微卷曲扁平湿疣。组织学表现为低级别 HPV-CIN 病变

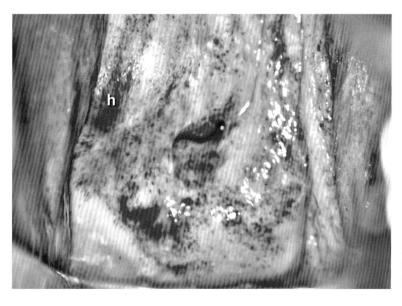

图 12-117 使用促性腺激素释放激素激动剂治疗的患者的严重子宫颈萎缩伴上皮下出血（h）

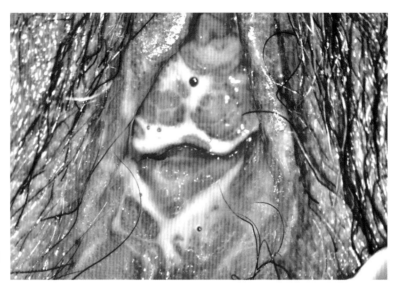

图 12-118 假丝酵母菌病外阴红斑和乳样分泌物

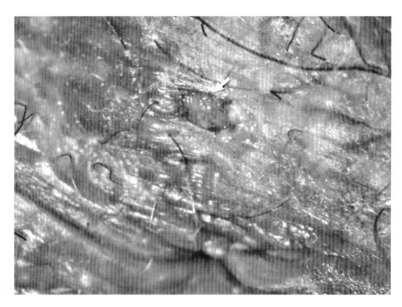

图 12-119 肛周 HSV 水疱（箭头）

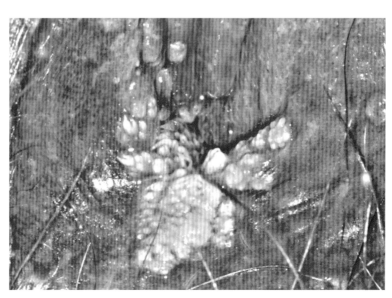

图 12-120 HPV 引起的微乳头病变累及阴唇系带

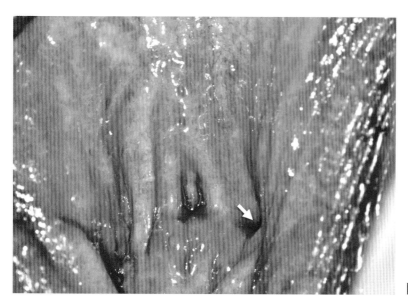

图 12-121 先天性尿道旁隐窝（箭头）

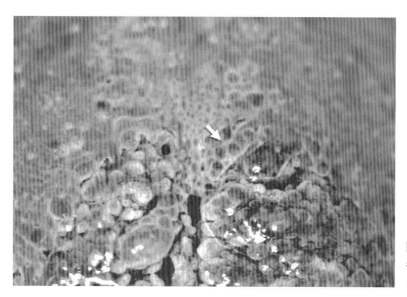

图 12-122 箭头表示反向镶嵌，特征是凸起的红色小区域，被醋酸白色化生上皮所包围

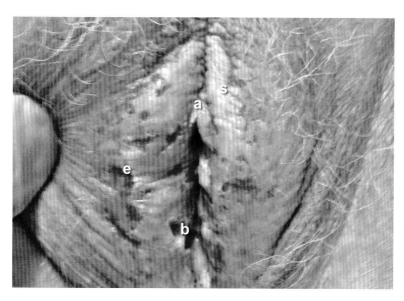

图 12-123 硬化性苔藓。糜烂（e）和紫色的瘀伤（b）与硬化（s）及小阴唇在阴蒂上方的粘连（a）并存，阴蒂被部分包裹

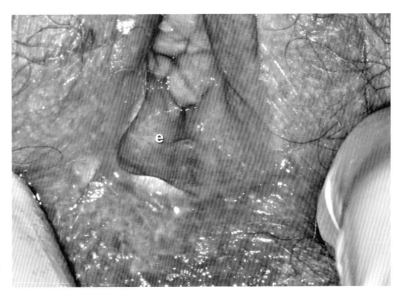

图 12-124 由于营养不良，阴唇系带广泛糜烂（e）

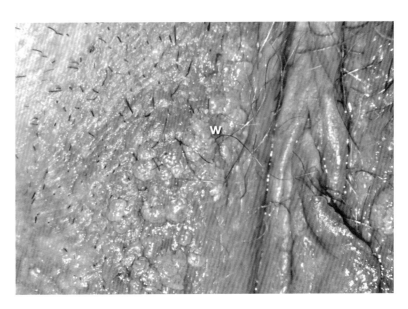

图 12-125 角化的生殖器疣（w）

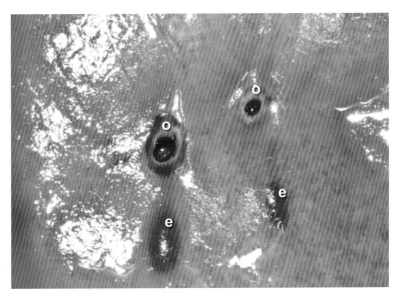

图 12-126 阴道镜图像显示双子宫颈外口（子宫颈管中隔）（o）。出血性溢出（e）

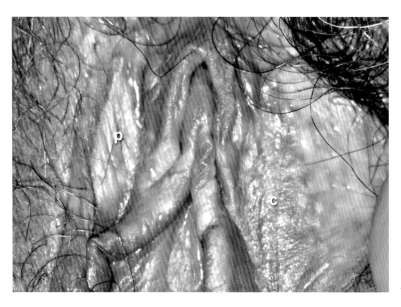

图 12-127　硬化性苔藓导致皮肤部分萎缩，出现皱纹（c）或呈玻璃纸样外观（p）

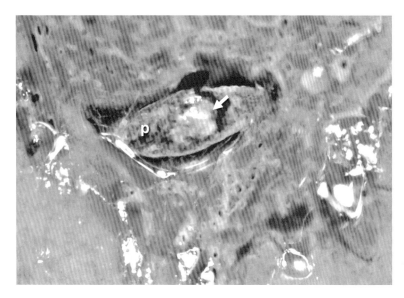

图 12-128　内子宫颈息肉尖端（p）有一个小的、隆起的醋酸白色不成熟化生上皮（箭头）

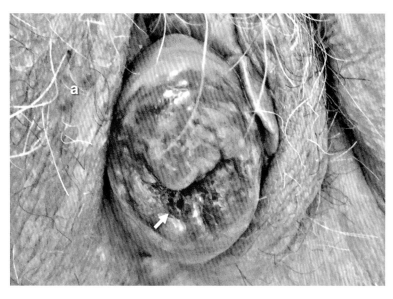

图 12-129　脱垂的子宫显示一个糜烂区域（箭头）。组织学上显示为子宫颈浸润癌。右侧大阴唇可见血管角化瘤（a）

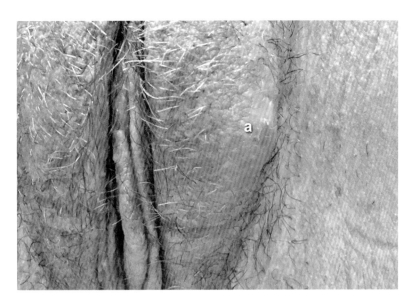

图 12-130 左侧大阴唇脓肿（a）

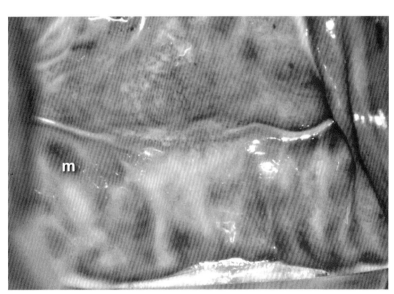

图 12-131 子宫切除术后，因假丝酵母菌感染引起的大红斑（m），累及阴道穹隆

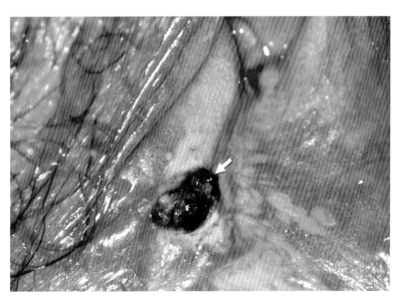

图 12-132 月经经血碎片从会阴阴道瘘（箭头）突出，是会阴切开术的并发症

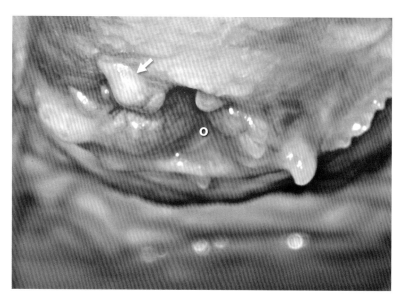

图 12-133 扁平湿疣（箭头）上行接近尿道外口（o）

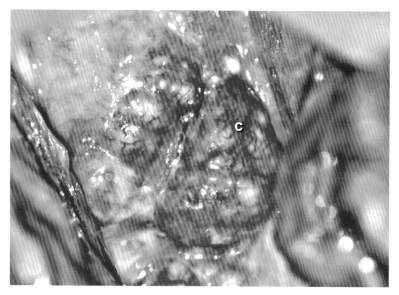

图 12-134 充血和聚集的子宫颈腺囊肿（c）可类似息肉样结构

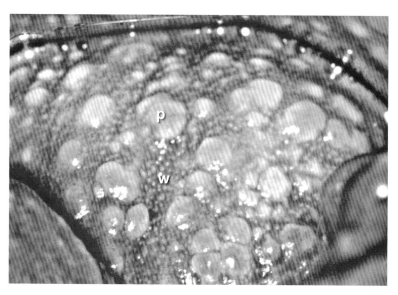

图 12-135 妊娠 28 周孕妇的阴道蜕膜息肉（p），呈白色，无上皮覆盖。白斑（w）

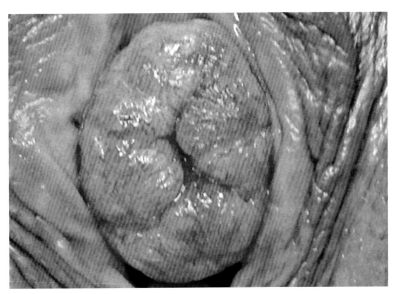

图 12-136 HIV 阳性患者的尿道花状湿疣

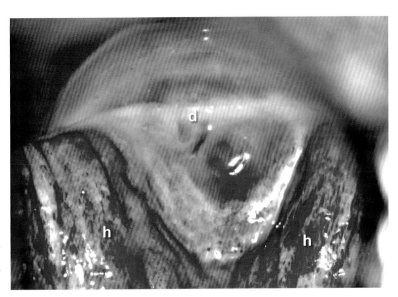

图 12-137 子宫切除术后的阴道穹隆，显示严重营养不良状态，因插入窥器而出血（h），因需氧性阴道炎而见黄色分泌物（d）

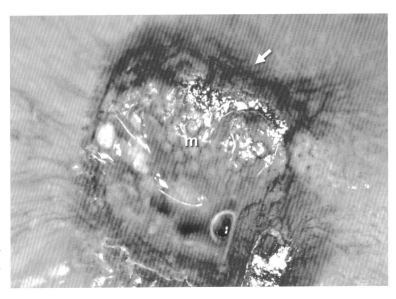

图 12-138 透热治疗后圆形出血性渗出（箭头），包围着一个细小镶嵌（m）

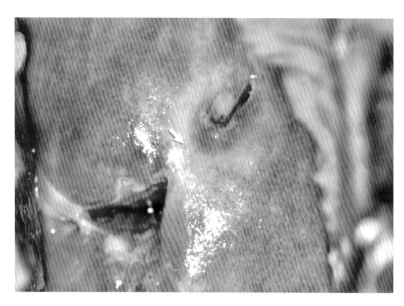

图 12-139　子宫颈缝合术后瘢痕组织桥（箭头）将原来的子宫颈外口分成两段，类似双子宫颈外口

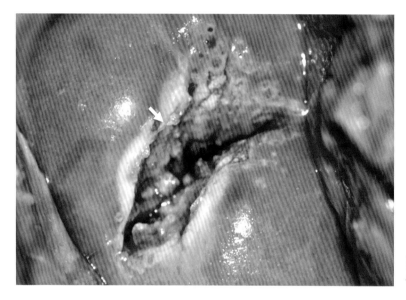

图 12-140　组织桥切除后显示单子宫颈管（箭头）

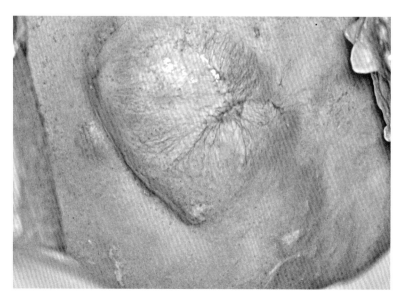

图 12-141　子宫颈上的隆起表明有一个大的潴留囊肿。切开后可见均匀且致密的组织。组织学上显示为 1 例罕见的子宫颈黏液瘤

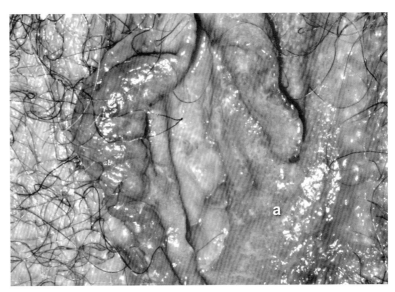

图 12-142 左侧小阴唇下部发育不全（a）

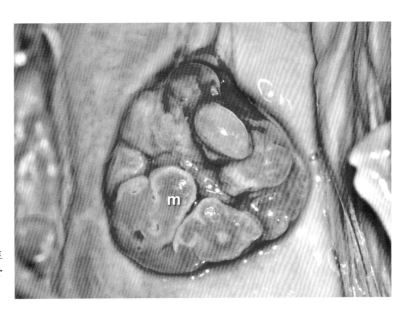

图 12-143 成簇的息肉，衬一层薄的不成熟化生上皮（m），扩张子宫颈管

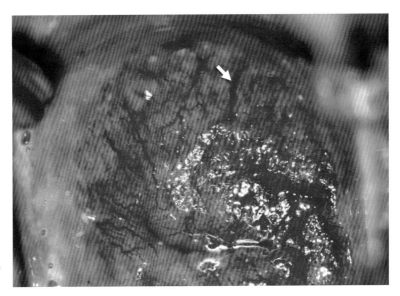

图 12-144 充血的外翻柱状上皮。扩张的血管（箭头）向表面延伸

195

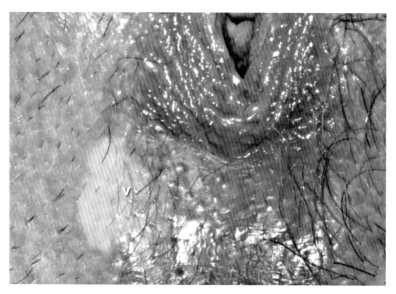

图 12-145 色素脱失，导致皮肤白斑（v）（外阴白癜风）

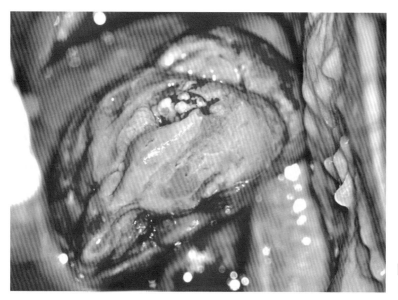

图 12-146 长黏膜下肌瘤，向阴道内脱出

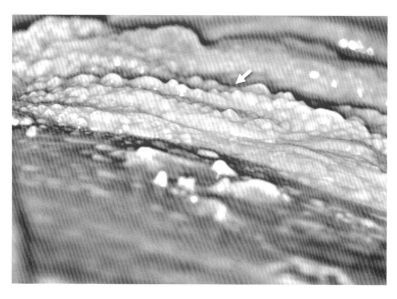

图 12-147 阴道 HPV 引起的微乳头病变（箭头）

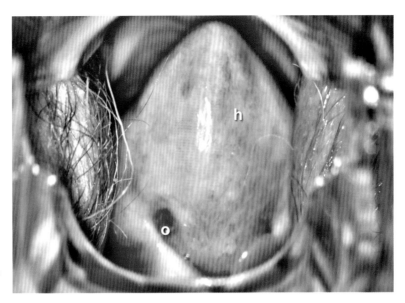

图 12-148 子宫颈前唇纵向肥大（h），
子宫颈外口（o）

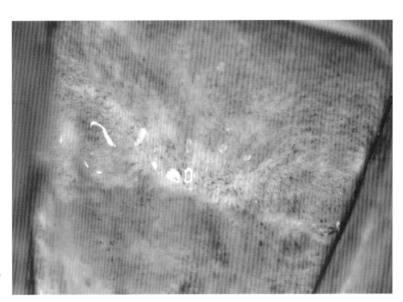

图 12-149 绝经期子宫颈外口完
全消失

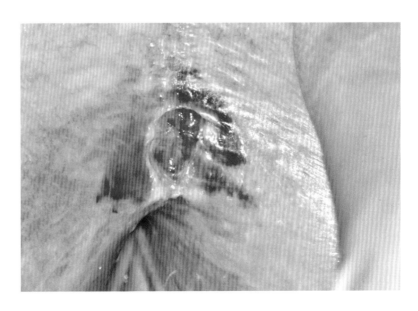

图 12-150 性虐待

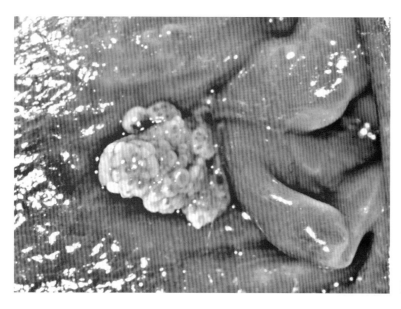

图 12-151 外阴花样湿疣

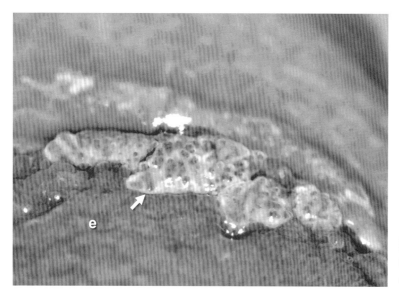

图 12-152 暴露柱状上皮（e）上的 HPV 引起的微乳头病变（箭头）或早期花状湿疣

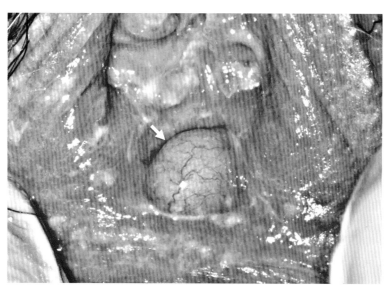

图 12-153 阴唇系带黏液囊肿（箭头）

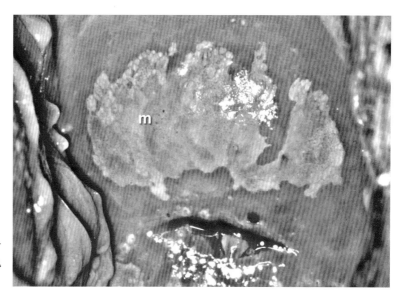

图 12-154　外部连接的薄且轮廓清晰的醋酸白色化生上皮（m），有地图样边缘

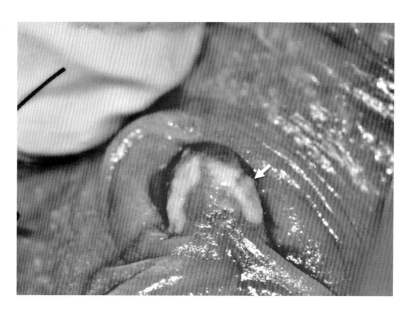

图 12-155　阴蒂扁平湿疣（箭头）

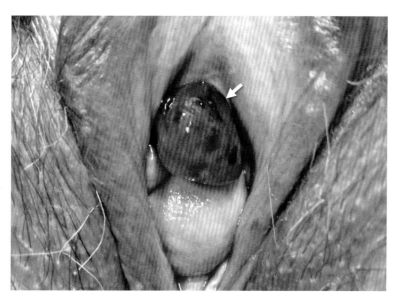

图 12-156　尿道息肉（箭头）

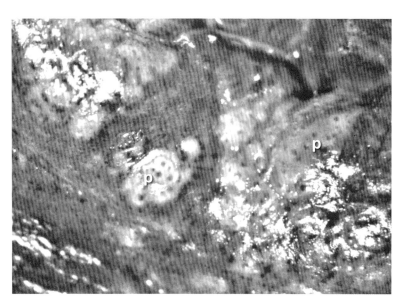

图 12-157 阴唇系带扁平湿疣,有粗大点状血管(p)

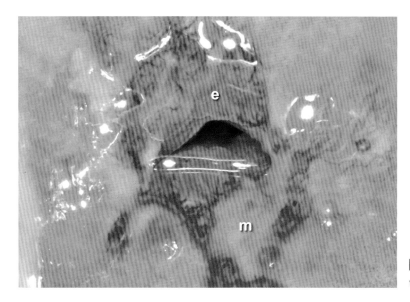

图 12-158 显示成熟化生上皮(m)的正常转化区。暴露的柱状上皮(e)

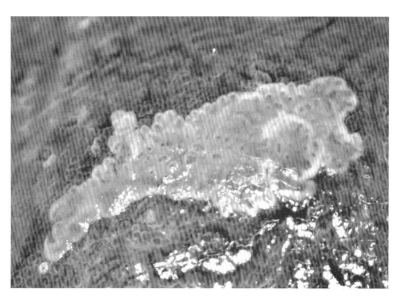

图 12-159 外翻柱状上皮中的 HPV 引起的微乳头病变

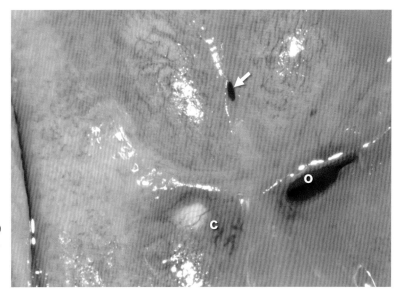

图 12-160 如果没有潴留囊肿（c）和Ⅰ级腺体开口（箭头），粉红色半透明的上皮可能看起来像原始上皮。子宫颈外口（o）

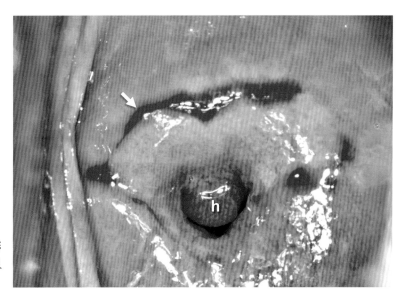

图 12-161 既往透热治疗后半环形出血性渗出（箭头）。阴道镜图像显示粗大的树枝状血管末端（h）

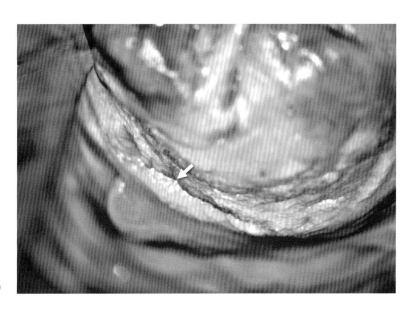

图 12-162 阴道厚角化病（箭头）

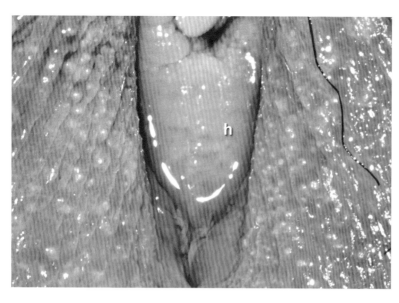

图 12-163 纤维处女膜（h）

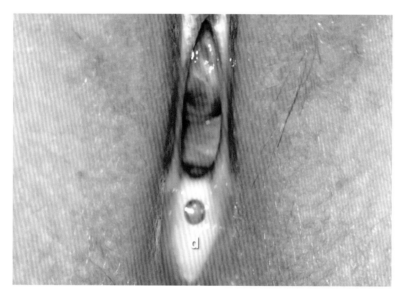

图 12-164 受细菌性阴道病影响，1 名 9 岁女孩的白色泡沫状分泌物（d）

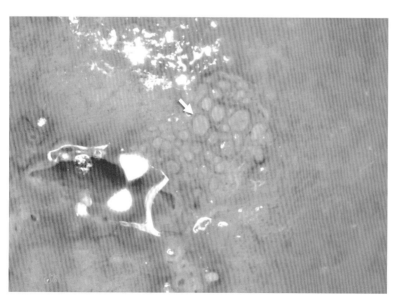

图 12-165 镶嵌基底（箭头）

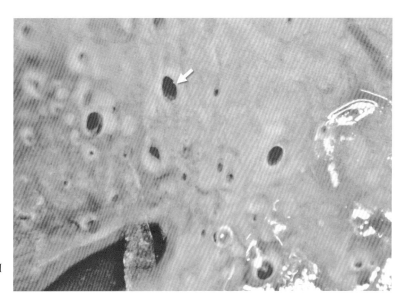

图 12-166 正常转化区中分散的 I 级腺体开口（箭头）

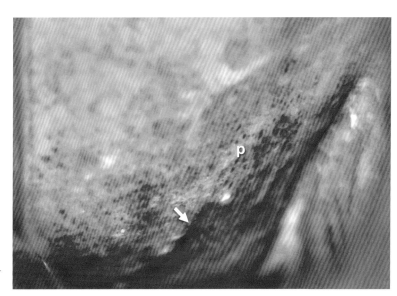

图 12-167 界线明确的阴道红色区域（箭头）邻近粗大点状血管（p），呈现广泛的糜烂。组织学上为阴道 H-SIL

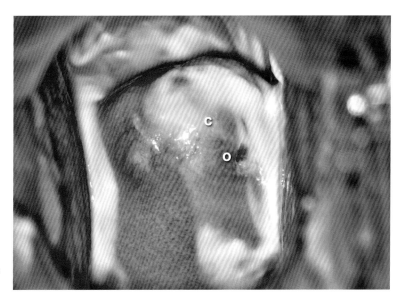

图 12-168 膨出的潴留囊肿（c），将子宫颈外口（o）偏心性移位

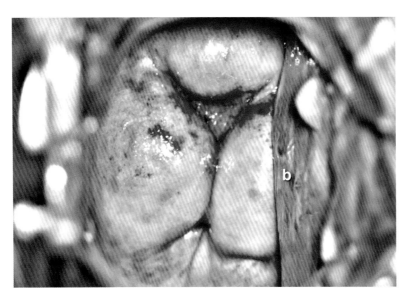

图 12-169 变形的子宫颈是既往分娩过程中撕裂的结果。阴道镜下可见组织斑纹（b）

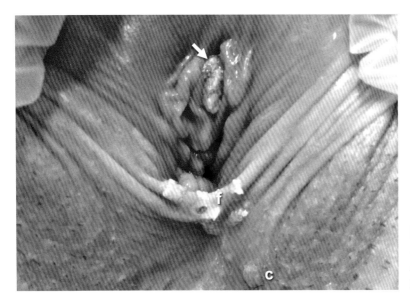

图 12-170 阴道镜图像显示阴唇系带处的花状湿疣（f），会阴处有扁平湿疣（c），靠近尿道外口处有HPV引起的微乳头病变（箭头）

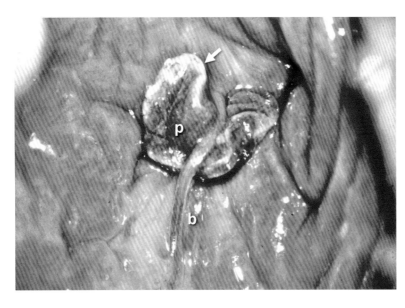

图 12-171 子宫切除术后，组织束带（b）跨过阴道穹隆息肉（p）。息肉顶端有致密的醋酸白色上皮（箭头）

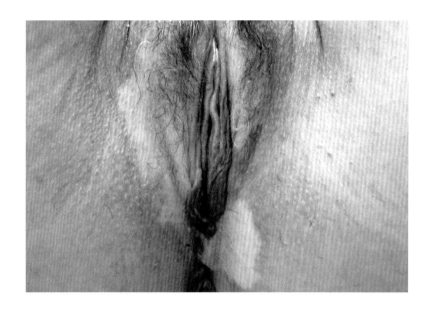

图 12-172 生殖器白癜风

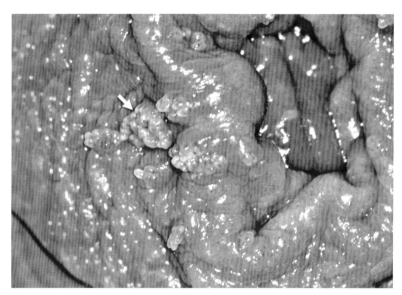

图 12-173 外阴疣（箭头）

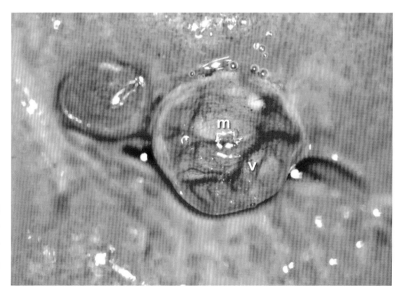

图 12-174 扁平的血管（v）特征性地分布在子宫颈外口上方隆起的潴留囊肿表面。子宫颈腺囊肿部分衬有一层淡的醋酸白色不成熟化生上皮（m）

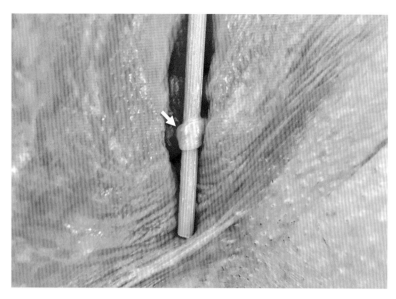

图 12-175　箭头指示处为阴道口薄横隔

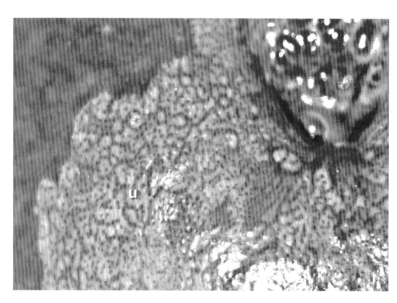

图 12-176　粗大镶嵌混合粗大点状血管（脐）（u）。组织学上证实为高级别 HPV 引起的病变

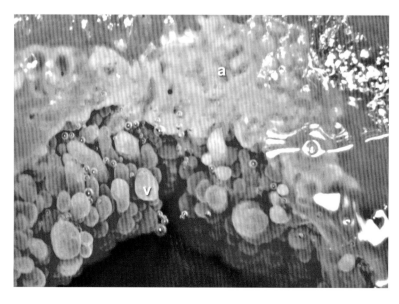

图 12-177　醋酸试验后，一个致密的醋酸白色上皮（a）围绕着肿胀的柱状绒毛（v），没有任何组织学不典型性

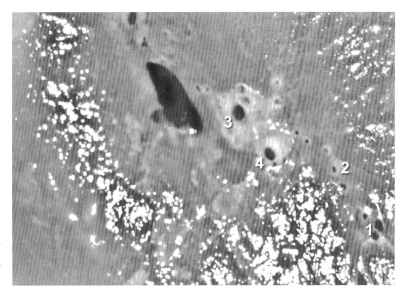

图 12-178 阴道镜图像显示 4 个
等级的腺体开口：Ⅰ 级（1）、Ⅱ 级
（2）、Ⅲ 级（3）和Ⅳ 级（4）

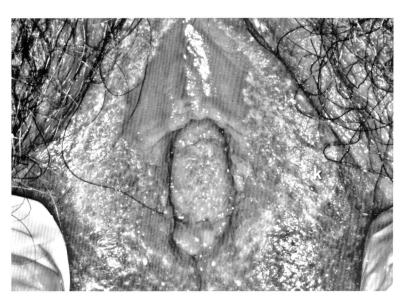

图 12-179 小阴唇黏膜表面弥漫
性薄角化病（k）

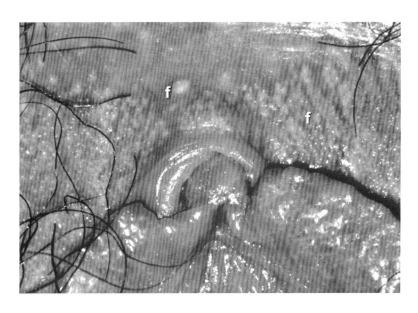

图 12-180 Fordyce 斑点（f）

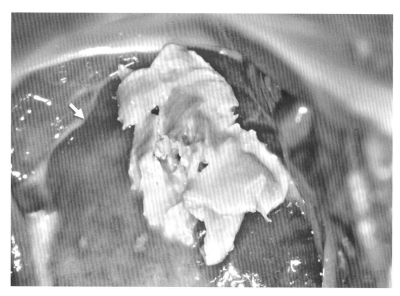

图 12-181 上皮层，从下面的糜烂处（箭头）脱落

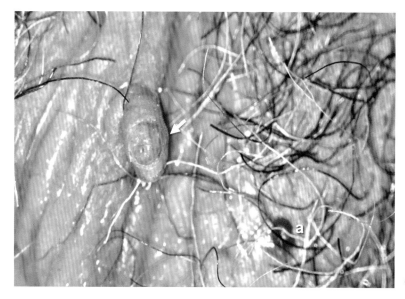

图 12-182 糜烂性外阴纤维瘤（箭头）和血管角化瘤（a）

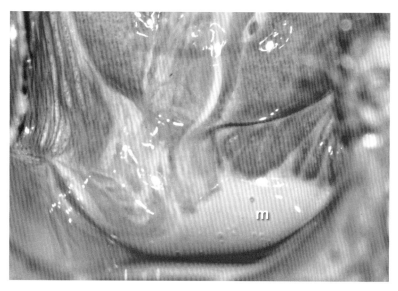

图 12-183 淋病中大量黏液脓性分泌物（m）

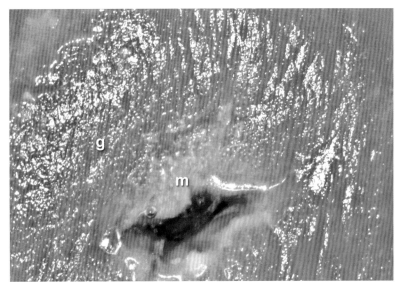

图 12-184 薄的醋酸白色不成熟化生上皮（m）和角化颗粒（g）

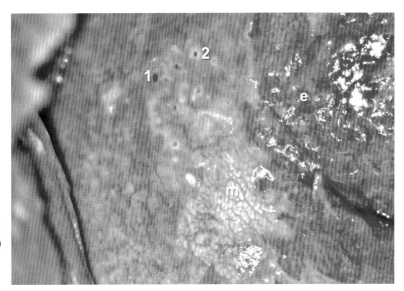

图 12-185 不典型转化区显示一个粗大凸起的镶嵌（m）、Ⅰ级（1）和Ⅱ级（2）腺体开口。暴露的非醋酸白色柱状上皮（e）

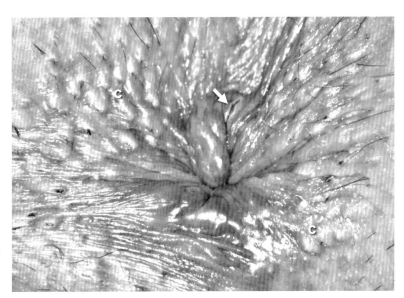

图 12-186 散在的肛周皮脂腺囊肿（c）可能类似 HPV 引起的扁平湿疣。箭头所示为一处肛周裂

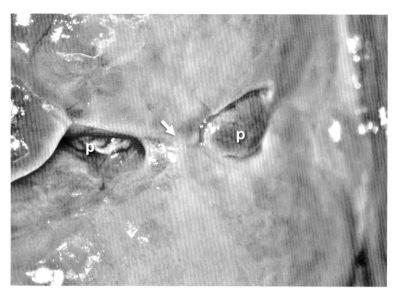

图 12-187 子宫颈缝合术后瘢痕组织桥（箭头）将原始子宫颈外口分为两部分。息肉（p）分别从两个开口突出

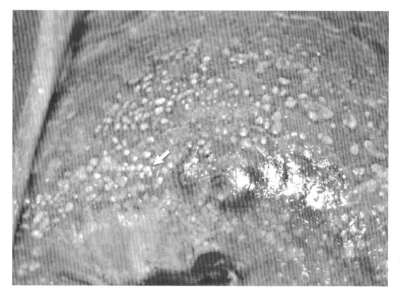

图 12-188 湿疣性子宫颈炎。注意大小不规则和凸起的白点（箭头）

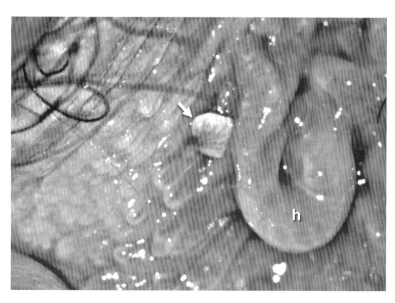

图 12-189 花状湿疣（箭头）和完整处女膜（h）

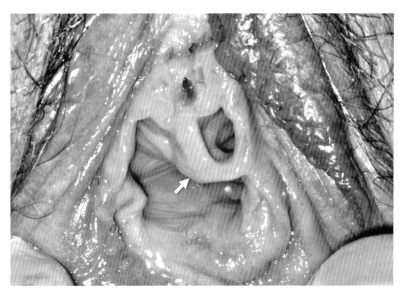

图 12-190 先天性环状束带（箭头）

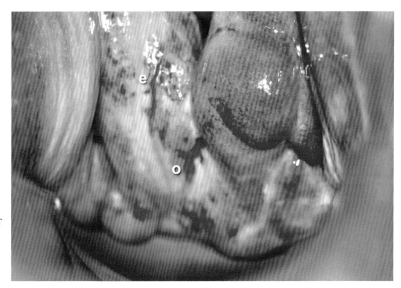

图 12-191 冷刀锥切术后 Sturmdorf 缝合止血导致子宫颈变形，出现发炎、毛细血管凸显（o）和出血性渗出（e）

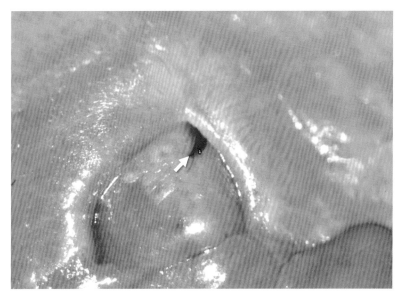

图 12-192 一些毛发（箭头）被卡在阴蒂帽内

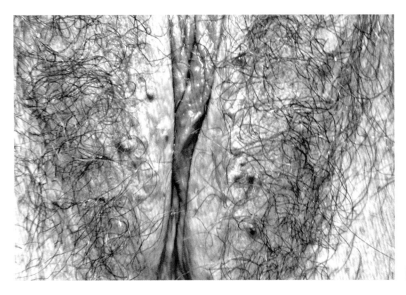

图 12-193 散在的血管角化瘤

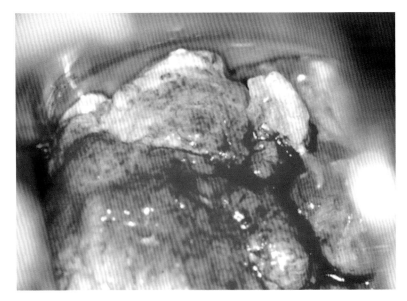

图 12-194 外生型晚期浸润癌

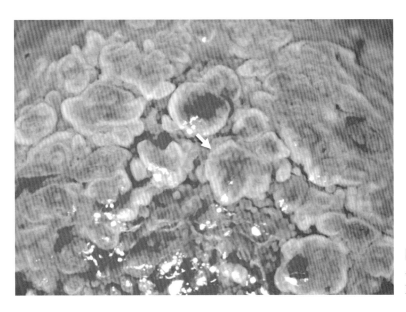

图 12-195 增生的蘑菇形柱状绒毛（箭头）。组织学表现为低级别 HPV-CIN 1 病变

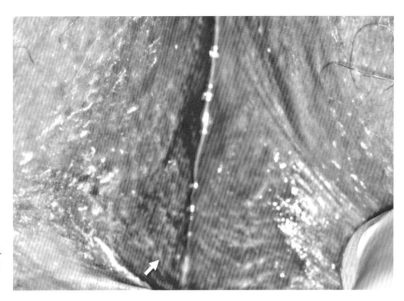

图 12-196 扁平苔藓。白色网状纹（Wickham 纹）（箭头）出现在小阴唇内侧的密集红斑上

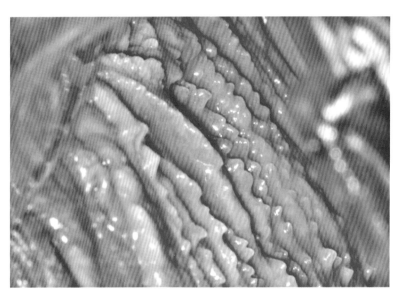

图 12-197 阴道壁的正常黏膜皱褶

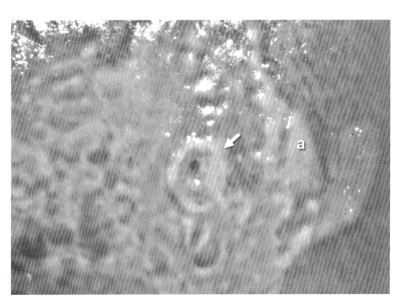

图 12-198 醋酸白色区有一个Ⅳ级腺体开口（箭头）和一个隆起的厚醋酸白色上皮（a）。组织学上为低级别 HPV-CIN 1 病变

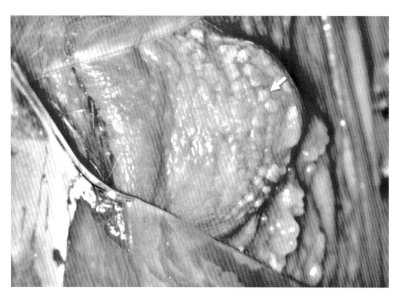

图 12-199　扁平湿疣（箭头）散布于右侧小阴唇侧面

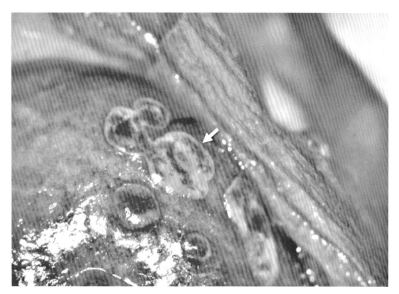

图 12-200　子宫颈蜕膜息肉（箭头）呈白色，接触易出血，无任何上皮覆盖。蜕膜反应发生在子宫颈间质深层

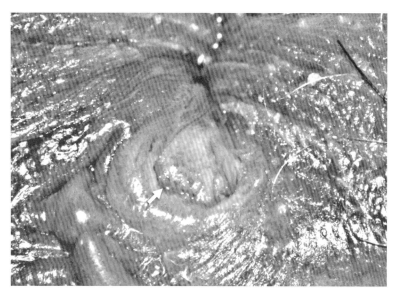

图 12-201　愈合中的肛周裂（箭头）

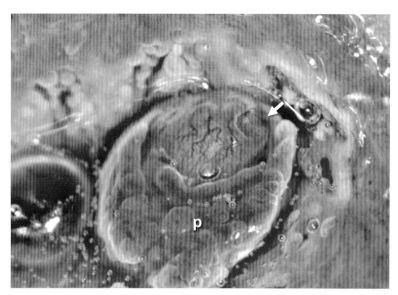

图 12-202 息肉（p）内出现浆液性囊肿（箭头）

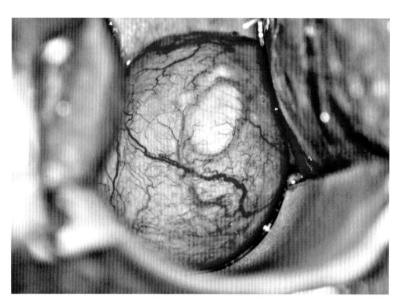

图 12-203 子宫颈管的一个巨大的囊性息肉伸入阴道

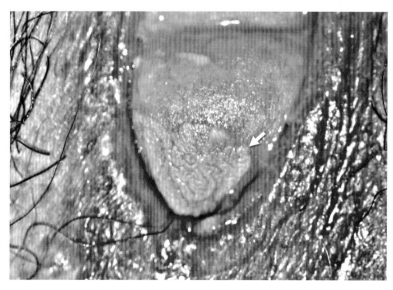

图 12-204 脱垂子宫颈的表皮化（箭头）。由于不断地抓挠和摩擦，非角化的子宫颈鳞状上皮变得皱起和似皮肤样，以棘皮病和角化过度为特征

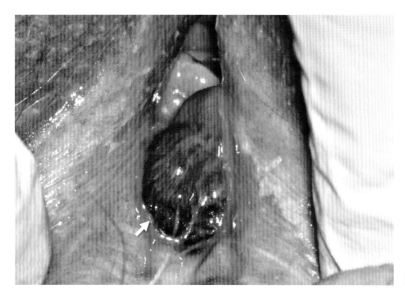

图 12-205 阴道口充血性息肉（箭头）

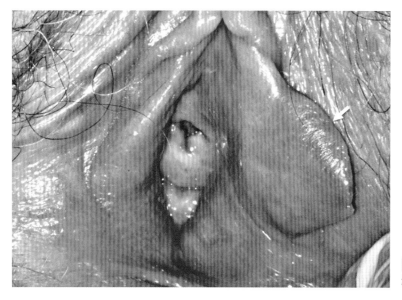

图 12-206 性交后，由于淋巴液外渗导致左侧小阴唇水肿和增大

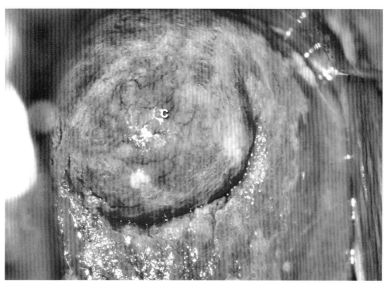

图 12-207 一个巨大的浆液性囊肿（c）完全阻塞了子宫颈外口

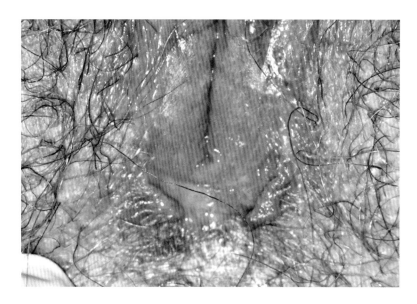

图 12-208 小阴唇发育不全

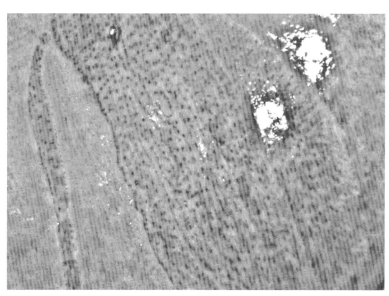

图 12-209 在烧蚀手术后出现细小点状血管，排列成有序的红点（愈合线）

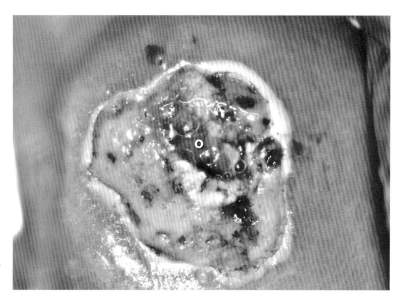

图 12-210 LEEP 切除组织后的子宫颈床。子宫颈外口（o）

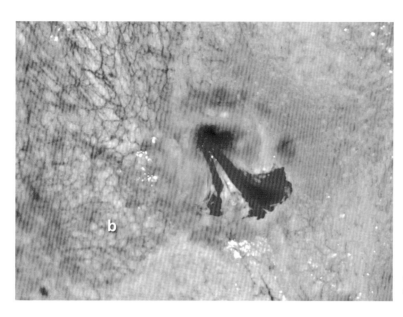

图 12-211 镶嵌基底（b）。月经间期出血是雌激素水平偶尔急剧下降的结果，介于成熟卵泡和黄体完全发育的功能高峰之间（极少量的"雌激素撤退"性月经）

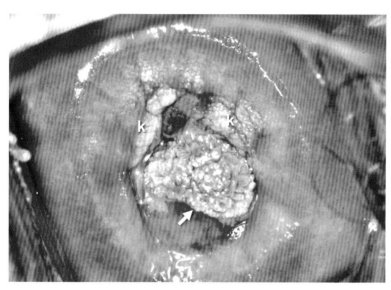

图 12-212 花状湿疣（箭头）和厚角化病（k）

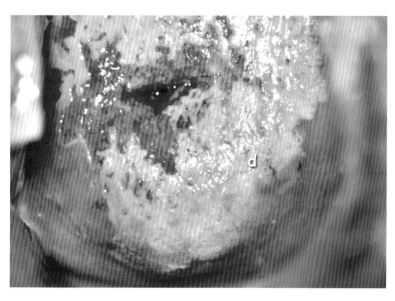

图 12-213 具有致密醋酸白色上皮的转化区（d）。组织学表现为不成熟的化生上皮，无异型性

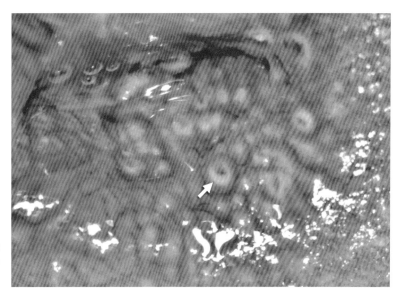

图 12-214　突入子宫颈管的一簇袖状腺体开口（箭头）。组织学表现为低级别 HPV-CIN 1 病变

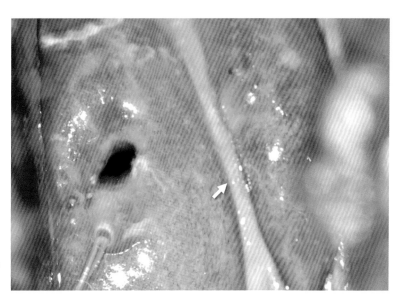

图 12-215　双子宫。一条纤维带（箭头）把两个子宫颈分开

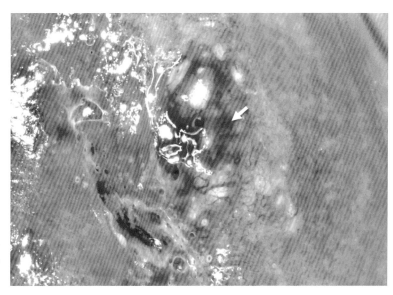

图 12-216　箭头所指的子宫内膜异位病灶显示为鳞状上皮下的一个局限的蓝色区域

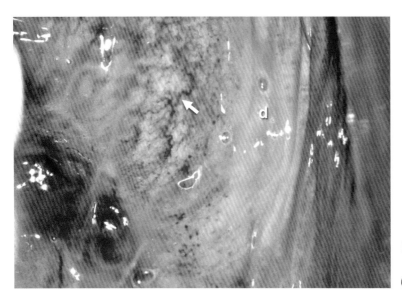

图 12-217 需氧性阴道炎的淡黄色分泌物（d）和扩张的毛细血管（箭头）

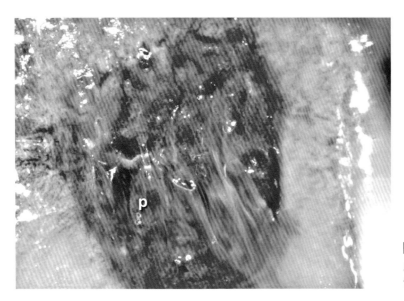

图 12-218 由于沙眼衣原体感染，充血的内子宫颈绒毛肥大，使内子宫颈呈现假息肉样改变（p）

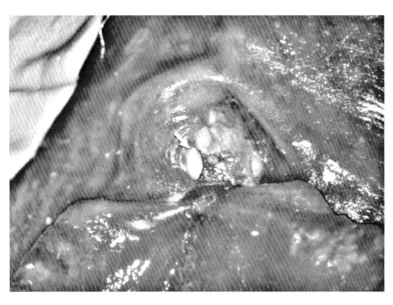

图 12-219 阴蒂帽下的阴垢凝固物（箭头）

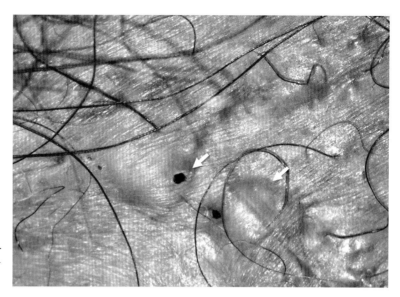

图 12-220　外阴皮肤的皮脂腺管阻塞（箭头），医学上称为开放性黑头粉刺

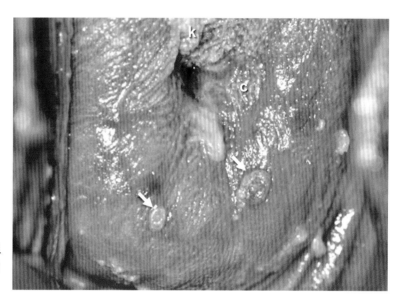

图 12-221　阴道镜图像显示扁平湿疣（箭头）、黏膜皱褶（c）和厚角化病（k）

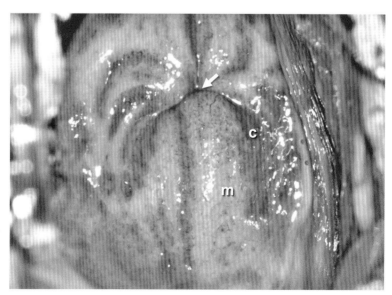

图 12-222　子宫颈在一个高级别病变的手术后出现变形。鳞-柱状交接部（箭头）不可见，从而使随访更加困难。原始柱状上皮（c）的区域与成熟化生组织（m）的区域交替

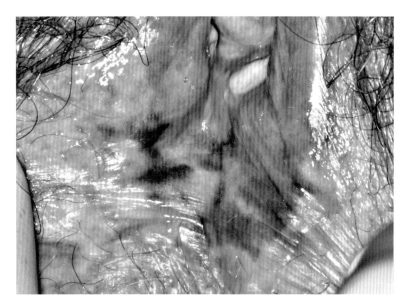

图 12-223 阴唇系带处的外阴黑色素沉着。黑色素沉着呈现不规则形及从棕色到黑色多变的颜色

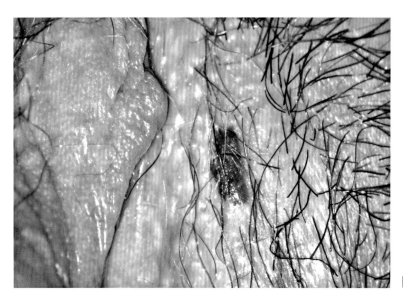

图 12-224 外阴黑色素瘤

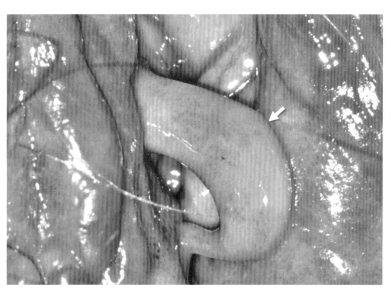

图 12-225 一个组织环（箭头）固定在阴道侧壁上

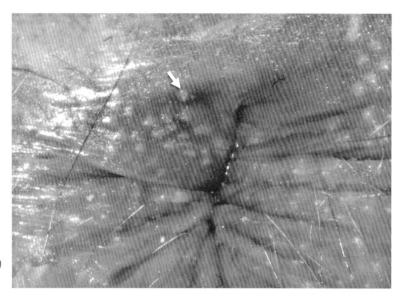

图 12-226 肛门 Fordyce 斑（箭头）可能与 HPV 引起的扁平湿疣相似

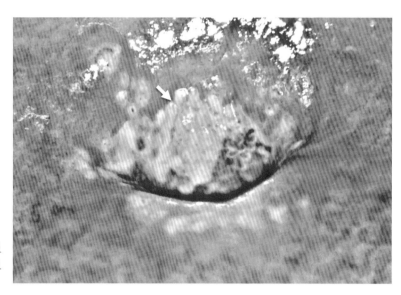

图 12-227 轮廓清晰，致密的醋酸白色区域（箭头）。组织学上为低级别 HPV-CIN 1 病变

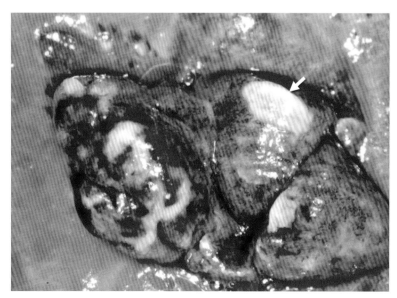

图 12-228 箭头所指的内子宫颈息肉顶端显示出厚而致密的醋酸白色上皮。息肉的组织学报告显示为局灶 CIN 3

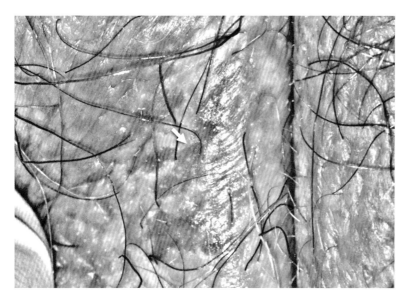

图 12-229 患扁平苔藓时右侧大阴唇上的散在糜烂（箭头）

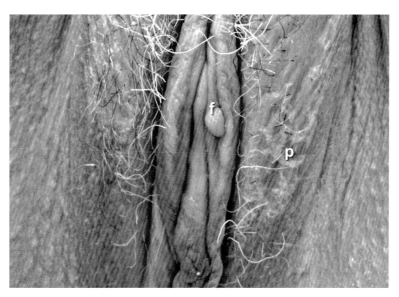

图 12-230 外阴纤维瘤（f）和银屑病（p）

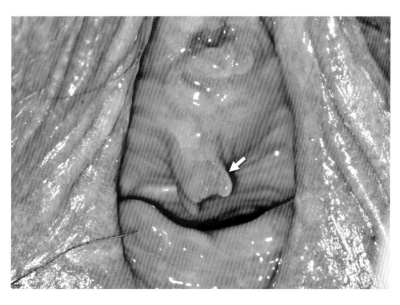

图 12-231 阴道前壁肥大结构（箭头）

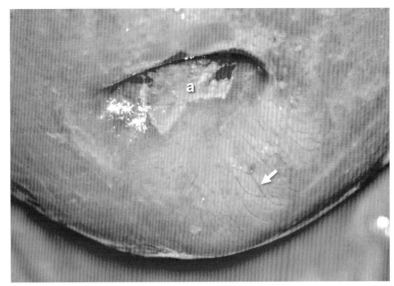

图 12-232　一个致密且隆起的醋酸白色上皮（a）累及子宫颈管，代表既往高级别 HPV-CIN 复发。箭头指示为锥切活检后的愈合线

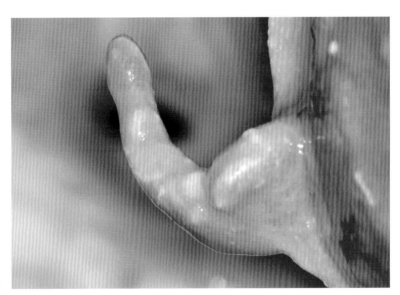

图 12-233　阴道壁发出的指状纤维瘤

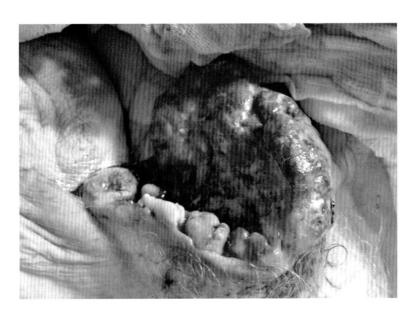

图 12-234　外阴溃疡性浸润癌

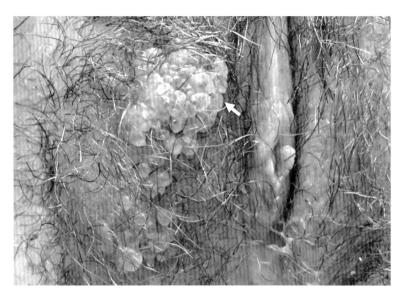

图 12-235 淋巴管畸形引起的多个簇合小泡（箭头）

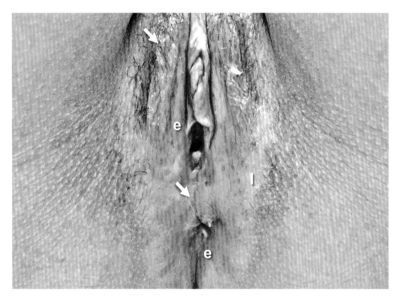

图 12-236 复发性外阴阴道假丝酵母菌病导致外阴肛周红斑（e）、裂口（箭头）和外阴皮肤色素脱失（l）

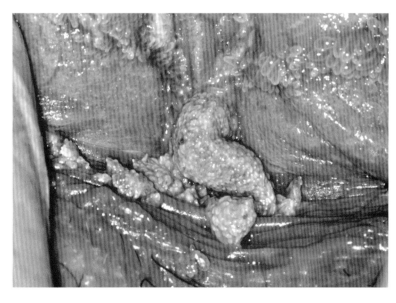

图 12-237 阴唇系带花状湿疣

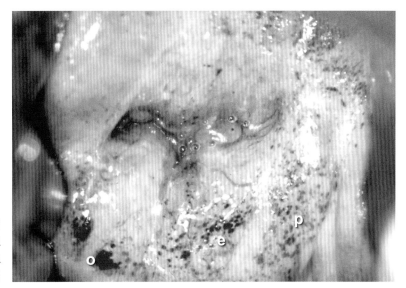

图 12-238 子宫颈后唇厚而致密的醋酸白色上皮显示毛细血管凸显（o）、出血性渗出（e）和粗大点状血管（p）。组织学报告显示为浸润癌

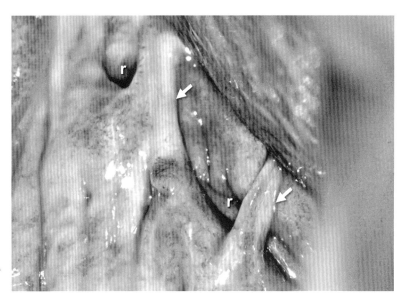

图 12-239 子宫切除术后阴道穹隆由于瘢痕桥（箭头）而显示不规则的沟状（r），使随访更加困难

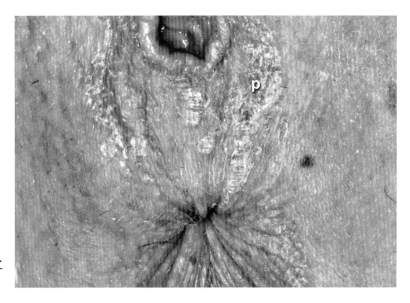

图 12-240 由于银屑病，会阴皮肤上堆积着银白色的死皮细胞（p）

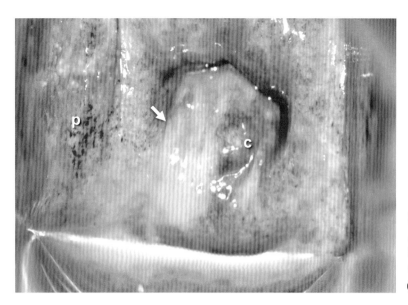

图 12-241 尽管绝经后阴道有淤点（p），但萎缩的子宫颈显示出雌激素刺激的某些症状，如来自子宫颈管的黏液（箭头）和潴留囊肿（c）。患者被诊断患有早期卵巢癌

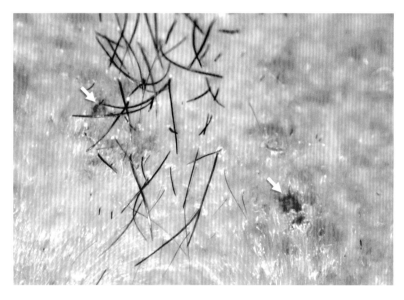

图 12-242 外阴皮肤上的疱疹性结痂（箭头）

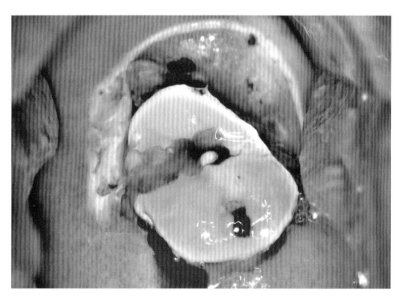

图 12-243 采用射频消融术进行的锥切活检

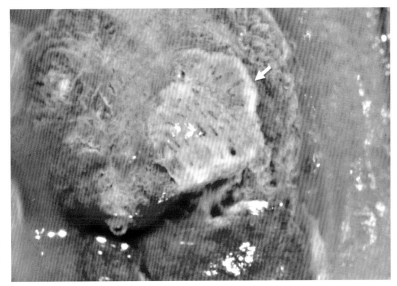

图 12-244 箭头所示的界线清晰的醋酸白色区域显示扩张的发卡状毛细血管。组织学上为低级别 HPV-CIN 病变

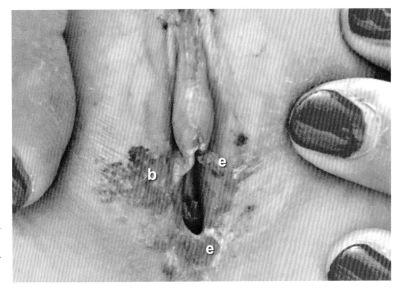

图 12-245 7 岁女孩的扁平苔藓造成皮肤糜烂（e）和紫色瘀伤（b）。这些发现可能被误认为是由性虐待造成的

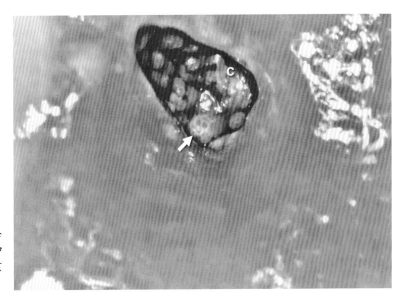

图 12-246 内子宫颈结构显示为息肉。可观察到醋酸白色绒毛（c）和粗大点状血管（箭头）的聚合。该病变的组织学报告显示为腺癌

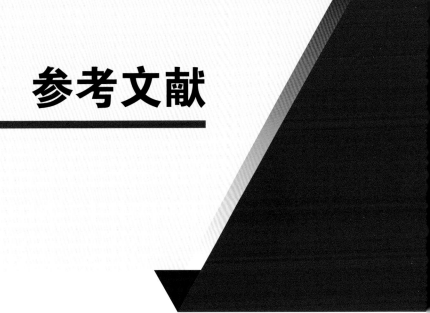

参考文献

[1] Ault KA.Epidemiology and Natural History of Human Papillomavirus Infections in the Female Genital Tract.Infect Dis Obstet Gynecol.2006 Suppl:40470,Jan 2006.

[2] Baba AI, Catoi C.Comparative Oncology.The Publishing House of the Romanian Academy.Bucharest, 2007.

[3] Barakat RR.Oncology Journal, Breast Cancer,EndometriaLCancer,Gynecologic Cancers.Review article, January 31,1995.

[4] Bruyniks N, De Gregorio F,Gibbs T,Carroll RFraeman KH,Nordstrom BL. Safety of Ospemifene during Real-Life Use.J Gynecol Women'sHealth.Research Article.2018;9(3):1-15.

[5] Burgardt E, Pickel H, Girardi E. Colposcopy-Cervical Pathology.Thieme Stuttgart.New York 1998.

[6] Cerci C.Yldirim M,Ceyhan M, BozkurtS.Doguc D, Gokicimen A.The effects of topical and systemic Beta glucan administration on wound healing impaired by corticosteroids. Wounds.2008;20(12);341-346.

[7] Chow C, Singer A.Colposcopic appearances of mature squamous,metaplastic and glandular epithelium, p.37.EAGC Course Book on Colposcopy.Primed-X Press,2003.

[8] Cibas ES,Ducatman BS.CYTOEOGY.Diagnostic Principles and Clinical Correlates.Elsevier Saunders,2014.

[9] Das SK,Nigam S, BatraA;Chandra M.An Atlas of Colposcopy, Cytology and Histopathology oflower Female Genital Tract.Jaypee Brothers Medical Publishers Ltd,1995.

[10] Del Pup L.Ospemifene: a safe treatment of vaginal atrophy.Eur Rev Med Pharmacol Sci.2016,20(18): 3934-3944.

[11] Dexeus S.Cusido MT, Carach M.Thecolposcopic appearances of invasive lesions of the cervix(squamous cell carcinoma and adenocarcinoma), p. 99.EAGC Course Book on Colposcopy. Primed-X Press 2003.

[12] Dixit R, Bhavsar C,Marfatia S.Laboratory diagnosis of human papillomavirus virus infection in female genital tract. Indian J Sex Trasm Dis AIDS.2011;32(1):50-52.

[13] Donders G, Bellen G,Rezeberga D.Aerobic vaginitis in pregnancy.BJOG,2011;118(10):116370.

[14] Etherington IJ.The colposcopic appearances of CIN,p. 89.EAGC Course Book on Colposcopy. Primed-X Press,2003.

[15] Eckert LO,Hawes SE,Stevens CE,Koutsky LA,Eschenbach DA,Holmes KK.Vulvovaginal candidiasis: clinical risks factors management algorithm.Obstet Gynecol.1998;92(5):757-765.

[16] Enache-Angoulvant A, Ennequin C.Invasive Saccharomyces Infection:A Comprehensive Review.Clin Infect Dis.2005;41(11):1559-1568.

[17] EUROCYTOLOGY Courses.Cervical Cytology (Up to date,2016).

[18] Evans DTP.Actinomyces israelii in the female genital tract: a review.Genitourinary medicine 1993; 69(1):54-59.

[19] Gow NA.Germ tube growth of Candida albicans.Curr Top Med Mycol.1997;8(1-2):43-55.

[20] Gupta N, Chandra M.Colposcopy Made Easy. Jaypee Brothers Medical Publishers LTD, 2009.

[21] Harp DF, Chowdhury I. Trichomoniasis: evaluation to execution.Eur J Obstet Gynecol Reprod Biol. 2011;157(1):3-9.

[22] Herbeck G,Ondrus J, Dvorak V, Mortakis A.Atlas Kolposkopie.Maxdorf,2011. Hillier SL. Diagnostic microbiology of bacterial vaginosis.Am JObstet Gynecol.1993;169(2Pt2):455-459.

[23] Husain OAN,Butler EB.A Colour Atlas of Gynaecological Cytology.Wolfe Medical Publications Ltd, 1989.

[24] Jahic M,Mulavdic M, Nurkic J, Jahic E, Nurkic M. Clinical Characteristics of Aerobic Vaginitis and Its Association to Vaginal Candidiasis,Trichomonas Vaginitis and Bacterial Vaginosis.Med Arch. 2013;67(6):428-430.

[25] Kavikcioglu F,Akif Akgul M, Haberal A, Faruk Demir O.Actinomyces infection in female genital tract. Eur J Obstet Gynecol Reprod Biol.2005;118(1):77-80.

[26] Kesic V. Colposcopy of th vulva,perineumand anal canal, p.126.EAGC Course Book on Colposcopy. Primed-X Press,2003.

[27] Koneman EW,Allen SD,Dowel VR-J, Janda WM,Sommers HM,Winn WC-+:.Color atlas and textbook of diagnostic microbiology;JB Lippincott Company,1988.

[28] Majeroni BA.Bacterial vaginosis: an update.Am Fam Physician.1998;57(6):1285.

[29] Malarewicz A, Florczak K.Cytologia fazowo-kontrastowa w diagnostyce ginekologicznej. Digital Medicine in the Future,2006.

[30] Marinho-Dias J, Ribeiro J, Monteiro P, Loureiro ,Baldaque I,Medeiros R, SOUSAH.Characterization ofcytomegalovirus and epstein-barr virus infection in cervicallesions in Portugal.J Med Virol.2013;85(8): 1409-1413.

[31] Miniello G.CitogrammaVaginale-Vaginal Cytogram.CIC Edizioni Internazionali, 1994.

[32] Miniello G.Sindrome uretrale e urocitogramma a fresco.CIC Edizioni Internazionali,1996.

[33] Miniello G.Colposcopia e Microscopia a fresco-Colposcopy and Phase Contrast Microscopy. CIc Edizioni Internazionali, 1998.

[34] Miniello G.Le micosi vaginali in microscopia a fresco.Vaginal Fungal Infections by phase contrast microscopy. CICEdizioni Internazionali,2001-2012.

[35] Miniello G,Saraiya U. Color Atlas of Cytology and Colposcopy. CBS Publishers,New Delhi,1999.

[36] Miniello G.Gynecological UrologyWet Mount Urocytogram in Recurrent Urinary Tract Infections. Orient Longman Eds, p.52,2001.

[37] Miniello G.Microscopia a fresco nella diagnostica delle MST.Da:Trattato di Patologia Vulvare.Malattie Infettive del distretto vulvo-vestibolo-vaginale.Cap.5,2009.

[38] Miniello G.Micosi.Da: Frega A,Moscarini M, Caserta D,Biamonti A, French D, Scirpa P.Infezioni in Ginecologia. Mantale Pratico di diagnosi e terapia,p.179,Momento Medico,2011.

[39] Miniello G.Direct Microscopy in Gynecologic Practice.Edra Ed.,2017.

[40] Paavonen),Vesterinen E, Meyer B, Saksela E.Colposcopic and histologic findi gs in cervical chlamydial infection. Obstet Gynecol.1982;59(6):712-715.

[41] Pickel H. The histology and cytology of atypical colposcopic lesions, p.53.EAGC Course Book on Colposcopy.Primed-x Press,2003.

[42] Prendiville W, de Camargo MJ. Treatment of cervical intraepithelial neoplasia,p.105.EAGC Course Book on Colposcopy. Primed-X Press,2003.

[43] Redgrove KA,McLaughlin EA.The role of the immune response in Chlamydia trachomatis infection of the male genital tract: a double-edged sword.Review Article Front Immunol,27 October 2014.

[44] Reich O,Girardi F, TamussinoK, PickelH.Burghardts Primary Care Colposcopy.Il Ed,ThiemePbs,2017.

[45] Roan NR, Starnbach MN.Immune-mediated control of Chlamydia infection.Cell Microbiol.2008;10.9-19.

[46] Saleh MH, Rashedi I, Keating A. Immunomodulatory Properties of Coriolus versicolor. The Role of Polysaccharopeptide.Front Immunol.2017;8:1087.

[47] Saraiya UB, Miniello G.HPV Infections and its Role in Cervical Cancer. From: Principles & Practice of Obstetrics and Gynecology for Postgraduates. Ch.111,p.1006,Jaypee Brothers Medical Publishers LTD, 2008.

[48] Saraiya UB, Miniello G.Atlas of Cytology and Colposcopy. Jaypee Brothers Medical Publishers, 2009.

[49] Sellors JW,Sankaranarayanan R.Colposcopy and treatment of cervical intraepithelial neoplasia: a beginners'manual.IARC Press,2003.

[50] Singer A,Monaghan JM.LowerGenital Tract Precancer.Colposcopy,Pathology and'Treatment.Blackwell Science,Inc,2nd edition, april2008.

[51] Sobel JD,Faro S,Force RW, Betsy Foxman B,Ledger WJNyirjesy PR,Reed BD,Summers PR. Vulvovaginal candidiasis.Epidemiologic,diagnostic, and therapeutic considerations.Am J Obstet Gynecol.1998;178(2):203-211.

[52] SobelJD,Reichman O,Misra D, Yoo W.Prognosis and treatment of desquamative infl mmatory vaginitis. Obstet Gynecol.2011;117(4):850-855.

[53] Sobel JD.Bacterial Vaginosis,Uptodate website,August 28,2015.

[54] StollP,Dallenbach-Hellweg G.Cytology in Gynecological Practice.An Atlas of Phase ContrastMicroscopy Gynakologische Vitalzytologie in der Praxis.Atlas der Phasenkontrastmikroskopie. SpringerVerlag,1993.

[55] Suresh A, Rajesh A, BhatRM, Rai Y.Cytolytyc vaginosis.IndianJSex'Transm Dis AIDS.2009;30(1)48-50.

[56] SyrjanenKJ.Thecolposcopy, cytology and histology of genital HPV infections,p.7.EAGC Course Book on Colposcopy.Primed-X Press,2003.

[57] Szalay L.Cytolology of the Uterine Cervix.Wilhelm Maudrich-Medical Publishers, 1990.

[58] Tempera G,FurneriPM.Management of aerobic vaginitis. Gynecol ObstetInvest.2010;70(4):244-249.

[59] Yazdanparast SA,Barton RC.Arthroconidia production in Trichophyton rubrum and a new ex vivo model of onychomycosis.J Med Microbiol.2006;55(Pt 11):1577-1581.

[60] Winter-Roach B,Monaghan JM, de B.Lops A.Colposcopy of the vagina, p.119.EAGC Course Book on Colposcopy. Primed-X Press, 2003.

[61] Wojciech R. The diagnostic valtue of cytology and colposcopy in women with cervical intraepithelial neoplasia.Ginecol Pol.2011;82(8):607-611.